Ratgeber Trauma und Posttraumatische Belastungsstörung

Ratgeber zur Reihe Fortschritte der Psychotherapie
Band 25

Ratgeber Trauma und Posttraumatische Belastungsstörung

Prof. Dr. Thomas Ehring, Prof. Dr. Anke Ehlers

Herausgeber der Reihe:

Prof. Dr. Kurt Hahlweg, Prof. Dr. Martin Hautzinger,
Prof. Dr. Jürgen Margraf, Prof. Dr. Winfried Rief

Begründer der Reihe:

Dietmar Schulte, Klaus Grawe, Kurt Hahlweg, Dieter Vaitl

Thomas Ehring
Anke Ehlers

Ratgeber Trauma und Posttraumatische Belastungsstörung

Informationen für Betroffene und Angehörige

2., aktualisierte Auflage

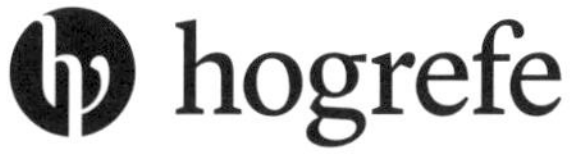

Prof. Dr. Thomas Ehring, geb. 1973. Seit 2015 Professor für Klinische Psychologie und Psychotherapie und Leiter der Psychotherapeutischen Hochschulambulanz an der Ludwig-Maximilians-Universität München.

Prof. Dr. Anke Ehlers, geb. 1957. Seit 2012 Wellcome Principal Research Fellow und Professor of Experimental Psychopathology, Department of Experimental Psychology, University of Oxford, und Co-Director, Oxford Centre for Anxiety Disorders and Trauma.

Wichtiger Hinweis: Der Verlag hat gemeinsam mit den Autoren bzw. den Herausgebern große Mühe darauf verwandt, dass alle in diesem Buch enthaltenen Informationen (Programme, Verfahren, Mengen, Dosierungen, Applikationen, Internetlinks etc.) entsprechend dem Wissensstand bei Fertigstellung des Werkes abgedruckt oder in digitaler Form wiedergegeben wurden. Trotz sorgfältiger Manuskriptherstellung und Korrektur des Satzes und der digitalen Produkte können Fehler nicht ganz ausgeschlossen werden. Autoren bzw. Herausgeber und Verlag übernehmen infolgedessen keine Verantwortung und keine daraus folgende oder sonstige Haftung, die auf irgendeine Art aus der Benutzung der in dem Werk enthaltenen Informationen oder Teilen davon entsteht. Geschützte Warennamen (Warenzeichen) werden nicht besonders kenntlich gemacht. Aus dem Fehlen eines solchen Hinweises kann also nicht geschlossen werden, dass es sich um einen freien Warennamen handelt.

Bibliografische Information der Deutschen Nationalbibliothek
Die Deutsche Nationalbibliothek verzeichnet diese Publikation in der Deutschen Nationalbibliografie; detaillierte bibliografische Daten sind im Internet über http://dnb.dnb.de abrufbar.

Das Werk einschließlich aller seiner Teile ist urheberrechtlich geschützt. Jede Verwertung außerhalb der engen Grenzen des Urheberrechtsgesetzes ist ohne Zustimmung des Verlags unzulässig und strafbar. Das gilt insbesondere für Vervielfältigungen, Übersetzungen, Mikroverfilmungen und die Einspeicherung und Verarbeitung in elektronischen Systemen.

Hogrefe Verlag GmbH & Co. KG
Merkelstraße 3
37085 Göttingen
Deutschland
Tel. +49 551 999 50 0
Fax +49 551 999 50 111
info@hogrefe.de
www.hogrefe.de

Umschlagabbildung: © iStock.com by Getty Images / LordRunar
Satz: ARThür Grafik-Design & Kunst, Weimar
Druck: Media-Print Informationstechnologie GmbH, Paderborn
Printed in Germany
Auf säurefreiem Papier gedruckt

2., aktualisierte Auflage 2019 C B A
© 2012 und 2019 Hogrefe Verlag GmbH & Co. KG, Göttingen
(E-Book-ISBN [PDF] 978-3-8409-2949-6; E-Book-ISBN [EPUB] 978-3-8444-2949-7)
ISBN 978-3-8017-2949-3
http://doi.org/10.1026/02949-000

Inhalt

Vorwort

Schon seit Beginn der Menschheitsgeschichte haben Menschen entsetzliche Ereignisse erlebt und unter deren körperlichen und seelischen Folgen gelitten (siehe Kasten). Und auch heutzutage erleben leider viele irgendwann in ihrem Leben etwas Entsetzliches, z. B. einen schweren Unfall, eine Vergewaltigung oder andere Gewalttat, einen Terroranschlag, eine Naturkatastrophe oder Kriegshandlungen. Solche Ereignisse können nicht nur zu schweren körperlichen Verletzungen führen; sie sind auch ein seelischer Schock. In der Fachsprache spricht man hier von einem *Trauma*. Vielen Menschen fällt es nach einem Trauma schwer, mit dem Erlebten fertig zu werden. Sie fühlen sich niedergeschlagen, schreckhaft oder ärgerlich und denken viel über das Ereignis nach. Lebhafte Erinnerungen an das Ereignis bestimmen ihren Alltag und verfolgen sie selbst im Schlaf.

Beschreibungen von Traumafolgen über die Jahrtausende

Seelische Folgen traumatischer Erlebnisse sind keine moderne Erscheinung. Aus ältesten menschlichen Aufzeichnungen wissen wir, dass das Wissen um die psychischen Folgen von Traumata schon sehr alt ist. So ist auf einer 4000 Jahre alten Inschrift aus der antiken Stadt Ur bereits beschrieben worden, welche psychischen Probleme ein Bewohner dieser Stadt erlebt hat, nachdem diese von den Elamitern und Sumerern, zwei feindlichen Volksstämmen, angegriffen und zerstört worden war (Ben Ezra, 2002).

An wen wendet sich dieser Ratgeber?

Dieser Ratgeber (Kapitel 1 bis 3) wendet sich in erster Linie an Menschen, die selbst ein Trauma oder mehrere Traumata erlebt haben und unter den Folgen leiden. Er soll Ihnen helfen, besser zu verstehen, wie Sie sich seit dem Trauma bzw. den Traumata fühlen, und enthält Hinweise, was Sie tun können, um über das Erlebnis hinwegzukommen. Diese Informationen sind auch von Interesse für Angehörige von Menschen, die Traumata erlebt haben. Kapitel 4 ist speziell für Angehörige gedacht und gibt Hinweise, wie Sie nahestehende Personen in ihrer seelischen Erholung von Traumata unterstützen können.

Welche Informationen finden Sie in diesem Ratgeber?

Kapitel 1 des Buches beschreibt, wie sich die seelischen Folgen von Traumata äußern. Jeder Mensch reagiert zwar auf seine eigene Art und Weise auf ein solches Ereignis, aber es gibt dennoch eine Reihe von typischen Reaktionen oder Problemen, die häufig vorkommen. Bei manchen Menschen sind diese Probleme so beeinträchtigend, dass man von einer *Posttraumatischen Belastungsstörung* spricht. Warum sich diese Reaktionen entwickeln und warum sie manchmal nicht von alleine wieder weggehen, darauf werden wir in Kapitel 2 eingehen.

Eine wichtige Botschaft wird sich durch den gesamten Ratgeber ziehen: Viele Menschen mit einer Posttraumatischen Belastungsstörung befürchten nach einem Trauma, dass sie die Kontrolle oder den Verstand verlieren werden oder dass es ihnen nie gelingen wird, das Ereignis hinter sich zu lassen. Wir möchten Ihnen vermitteln, dass die *Reaktionen auf ein Trauma normal und verständlich* sind. Sie sind ein Zeichen dafür, dass Körper und Geist damit beschäftigt sind, das Erlebnis zu verarbeiten. Wenn Sie solche Reaktionen haben, bedeutet das nicht, dass Sie verrückt werden oder die Kontrolle verlieren.

In Kapitel 3 beschreiben wir Möglichkeiten der Behandlung. Viele Menschen erholen sich auch ohne professionelle Hilfe im Laufe einiger Monate von einem Trauma. Dies kann schwieriger sein, wenn das Trauma sehr lange angehalten hat oder mehrere Traumata erlebt wurden. Für Betroffene, denen es schwerfällt, mit dem Erlebnis allein fertig zu werden, gibt es *wirksame* Behandlungsmöglichkeiten. Wir werden dabei vor allem die kognitiv-verhaltenstherapeutische Behandlung beschreiben, die sich in vielen Therapiestudien als sehr wirksam erwiesen hat und in internationalen Leitlinien zur Behandlung der Posttraumatischen Belastungsstörung empfohlen wird.

In Kapitel 4 geben wir einige Hinweise für Angehörige, die nahestehenden Personen helfen möchten, mit einem Trauma fertig zu werden.

Ein paar Hinweise zum Lesen dieses Buches

Konzentration beim Lesen. Nach einem Trauma fällt es vielen Menschen schwer, sich zu konzentrieren. So kann es vorkommen, dass Sie nur wenige Seiten auf einmal lesen können, ohne den Faden zu verlieren. Das ist kein Grund zur Beunruhigung, denn Sie können das Buch auch in „kleinen Portionen" lesen. Vielleicht ist es hilfreich, wenn Sie die Teile, die auf Sie zutreffen, farblich markieren oder unterstreichen.

Gefühle beim Lesen. Es ist möglich, dass die eine oder andere Stelle des Ratgebers Sie an Ihr eigenes traumatisches Erlebnis erinnert und dass bei Ihnen dann die entsprechenden Gefühle hochkommen. Das ist eine normale und verständliche Reaktion und daher kein Grund zur Sorge. Solche Gefühle und Erinnerungen klingen von allein wieder ab, und Sie werden sich dem Lesen wieder zuwenden können.

Umgang mit überwältigenden Erinnerungen. Manche Menschen, die ein Trauma erlebt haben, können so stark von ihren Erinnerungen überwältigt werden, dass sie sich gar nicht mehr bewusst sind, wo sie sind und was im Moment um sie herum vor sich geht. Falls Sie dies schon einmal erlebt haben, ist es sinnvoll, beim Lesen etwas bereit zu haben, das Ihnen hilft, sich ins Bewusstsein zu rufen, dass Sie jetzt in Sicherheit sind und dass das Trauma vorbei ist. Hierbei kann es helfen, sich Dinge anzusehen, in die Hand zu nehmen, anzuhören oder zu riechen, die aus der Zeit nach dem Trauma stammen und Ihnen deutlich zeigen, dass Ihr Leben nach dem Trauma weiterging – wir nennen sie Gegenwartsanker. Das kann z. B. ein neues Foto Ihrer Familie sein, ein Geschenk einer nahestehenden Person, ein Musikstück oder ein angenehmer Geruch (z. B. ein Parfüm).

Für den Fall, dass Sie überwältigende Erinnerungen beim Lesen des Buches erleben sollten, legen Sie das Buch aus der Hand und rufen Sie sich ins Bewusstsein, dass Sie jetzt in Sicherheit sind und dass das Trauma vorbei ist. Benutzen Sie Ihren Gegenwartsanker, um sich darauf zu konzentrieren, wo Sie sind, und um sich bewusst zu machen, dass das Trauma vorbei ist. Nehmen Sie in diesem Fall den Ratgeber erst dann wieder zur Hand, wenn Sie sich wieder ruhiger und sicherer und im „Hier und Jetzt" fühlen. Falls Sie wiederholt beim Lesen stark von den Erinnerungen an das Trauma überwältigt werden oder sich verzweifelt fühlen, empfehlen wir, dass Sie sich an eine

Psychotherapeutin bzw. einen Psychotherapeuten[1] oder Ihre Hausärztin bzw. Ihren Hausarzt wenden und Ihre Situation mit diesen Fachleuten besprechen. Informationen darüber, wie Sie geeignete Traumatherapeuten finden können, finden Sie im Anhang dieses Ratgebers (vgl. Seite 73).

München und Oxford, August 2018

Thomas Ehring
und *Anke Ehlers*

1 Aus Gründen der besseren Lesbarkeit werden wir im weiteren Verlauf des Ratgebers abwechselnd die männliche oder die weibliche Form verwenden. Selbstverständlich sind dabei aber immer Therapeutinnen und Therapeuten gleichermaßen gemeint.

1 Posttraumatische Belastungsstörung – was ist das?

1.1 Was ist ein Trauma?

Die Posttraumatische Belastungsstörung ist eine Reaktion auf ein traumatisches Erlebnis. Hierunter sind Ereignisse zu verstehen, in denen eine *außergewöhnliche Bedrohung* erlebt wurde. Die Weltgesundheitsorganisation definiert ein Trauma als „kurz- oder langanhaltendes Ereignis oder Geschehen von außergewöhnlicher Bedrohung mit katastrophalem Ausmaß" (WHO, 1991). Traumatische Erlebnisse beinhalten üblicherweise Lebensgefahr, tatsächliche oder drohende schwere Körperverletzung oder sexuelle Gewalt. Die körperliche Bedrohung kann dabei gegen die eigene Person oder gegen andere Personen gerichtet sein.

Der Begriff Trauma wird also hier enger verstanden als in der Umgangssprache, wo man auch andere belastende Ereignisse ohne körperliche Bedrohung, z.B. Scheidung, den Verlust des Arbeitsplatzes oder das Durchfallen bei einer wichtigen Prüfung, manchmal „traumatisch" nennt.

Im Folgenden finden Sie einige Beispiele für Erlebnisse, nach denen eine Posttraumatische Belastungsstörung auftreten kann.

Beispiele für Traumata

- Verkehrsunfälle
- Lebensbedrohliche körperliche Erkrankungen oder belastende medizinische Eingriffe (z.B. Herzinfarkt, Operation unter unvollständiger Narkose oder gefährlich verlaufende Kindesgeburt)
- Überfälle
- Vergewaltigungen
- Feuer/Explosionen
- Terroranschläge
- Sexuelle oder körperliche Gewalterlebnisse in der Kindheit
- Naturkatastrophen (z.B. Erdbeben, Überschwemmungen)
- Geiselnahmen
- Folter

Ob solch extreme Ereignisse zu einer Posttraumatischen Belastungsstörung führen, hängt u.a. davon ab, welche Gefühlsreaktion sie auslösen. Je stärker das Ereignis zu Angst, Entsetzen, Verzweiflung, Scham, Wut oder Gefühlen der Unwirklichkeit führt, desto höher ist das Risiko, eine Posttraumatische Belastungsstörung zu entwickeln.

In der Fachliteratur wird weiter unterschieden zwischen einmaligen, zeitlich begrenzten Traumata (*Typ-I-Trauma;* z.B. Unfall, Gewaltverbrechen, Naturkatastrophe) und solchen, die sich über einen längeren Zeitraum erstrecken bzw. wiederholt auftreten (*Typ-II-Trauma;* z.B. wiederholte sexuelle oder körperliche Gewalt in Familie oder Partnerschaft, Kriegserlebnisse, Geiselhaft). Studien haben gezeigt, dass die typischen Kennzeichen einer Posttraumatischen Belastungsstörung nach all diesen Ereignissen auftreten können. Es gibt jedoch Hinweise, dass nach *Typ-II-Traumata* und nach wiederholtem Erleben von Traumata neben einer Posttraumatischen Belastungsstörung vermehrt weitere Probleme auftreten, die zusätzlich berücksichtigt werden müssen.

1.2 Welche seelischen Probleme erleben Menschen nach einem Trauma?

Auf ein traumatisches Erlebnis reagiert jeder Mensch auf seine eigene Art und Weise. Trotzdem gibt es Reaktionen, die bei vielen vorkommen. Im Folgenden beschreiben wir einige dieser typischen Reaktionen. Wenn Sie ein Trauma erlebt haben, werden Sie wahrscheinlich feststellen, dass Sie einige dieser Reaktionen selbst hatten oder noch haben. Andere werden hingegen vielleicht nicht auf Sie zutreffen.

Ungewolltes Wiedererleben des Traumas

Nach einem Trauma haben viele Menschen in den verschiedensten Situationen den Eindruck, Teile des Ereignisses wiederzuerleben. Dieses ungewollte Wiedererleben gehört zu den häufigsten und belastendsten Folgeerscheinungen traumatischer Erlebnisse. In extremer Form geschieht es in sogenannten *Flashbacks,* in denen die Betroffenen sich völlig so fühlen und verhalten wie während des Traumas. In einer Art Zeitreise verlieren sie dabei den Kontakt zu ihrer aktuellen Umgebung, d.h., sie nehmen für gewisse Zeit nicht mehr wahr, wo sie sich befinden und was um sie herum geschieht. Es erscheint ihnen, als würde das Trauma wieder passieren, und sie handeln oft auch genauso wie damals. Diese Form des Wiedererlebens ist Ihnen vielleicht aus Spielfilmen bekannt, kommt aber in dieser extremen Form selten vor.

Beispiele für Flashback-Erinnerungen

- Jens, der nur knapp dem Angriff eines Bullen entkommen konnte, ergreift schlagartig die Flucht, wenn ihn etwas an Rinder erinnert. So ist er in der letzten Zeit z.B. plötzlich zu Hause in einen Schrank geklettert, bei einem Spaziergang in einen Fluss gesprungen oder schlagartig von seinem Arbeitsplatz davongelaufen.
- Maria, die in ihrer Kindheit wiederholt sexueller Gewalt ausgesetzt war, erlebt häufig Flashback-Erinnerungen, wenn sie mit ihrem Partner intim wird. Sie erstarrt dann, hat das Gefühl, sich nicht mehr bewegen zu können und sieht den Täter von damals wieder vor sich.

Häufiger kommen den Betroffenen plötzlich unerwartet Bruchstücke des Traumas in den Kopf, dies sind meist Sinneseindrücke wie Bilder (z.B. Augen des Täters), Geräusche (z.B. Sirene des Krankenwagens), Gerüche (z.B. brenzliger Geruch) oder Körperempfindungen (z.B. Kälte, Schmerz), die auch während des Traumas vorhanden waren. Wie auch die Flashbacks sind solche Sinneseindrücke sehr lebhaft und belastend und vermitteln das Gefühl, dass Teile des Traumas „hier und jetzt" noch einmal stattfinden.

Beispiele für das ungewollte Wiedererleben des Traumas

- Sandra, die einen Frontalzusammenstoß erlebt hat, sieht immer wieder die Scheinwerfer des anderen Autos auf sich zu kommen.
- Jan Phillip Reemtsma, der 1996 entführt und einen Monat lang in einem Kellerraum gefangen gehalten wurde, beschreibt in seinem Buch *Im Keller*, wie er nach seiner Freilassung im Geiste immer wieder das Klopfen seiner Entführer an die Tür des Kellers hörte.
- Christian, der vergewaltigt und mit einem Messer schwer verletzt wurde, sieht immer wieder den Täter mit dem Messer vor sich stehen.

Das ungewollte Wiedererleben äußert sich auch darin, dass Situationen, die an das Trauma erinnern, sehr starke Gefühle (z.B. Angst, Ärger, Schamgefühle) sowie körperliche Symptome (z.B. Herzrasen, Schwitzen oder Zittern) auslösen.

Für die Betroffenen ist oft besonders belastend, dass das ungewollte Wiedererleben wie aus heiterem Himmel zu kommen scheint. Wie wir in Kapitel 2.1 näher beschreiben werden, gibt es jedoch bestimmte Auslöser. Dies sind häufig Sinneseindrücke, die denen während des Traumas ähneln. So kann z.B. ein Licht auf einer dunklen Wand Erinnerungen an Scheinwerfer in der Nacht auslösen, rote Farbe Erinnerungen an Blut oder ein bestimmter Geruch wie Alkohol oder Rasierwasser Erinnerungen an den Täter.

Merke

Auslöser für das Wiedererleben müssen nicht unbedingt dieselben Dinge sein und eine ähnliche Bedeutung haben wie die im Trauma wahrgenommenen Dinge. Auch ähnliche Sinneseindrücke wie Farben, Geräusche oder Gerüche können das Wiedererleben hervorrufen.

Zusätzlich zu den lebhaften Erinnerungen am Tag erleben manche Menschen das Trauma auch in Form von *Alpträumen* wieder. Die Träume müssen nicht unbedingt direkt das Trauma wiedergeben, sondern können zum Beispiel auch davon handeln, dass den Betroffenen oder nahestehenden Personen etwas anderes Schlimmes passiert.

Probleme der Erinnerung an das Trauma

Trotz des lebhaften Wiedererlebens einzelner Teile des Traumas gibt es auch Dinge, an die sich die Betroffenen schwer erinnern. So haben nicht wenige Menschen nach einem solchen Erlebnis Probleme, sich an gewisse Einzelheiten zu erinnern, wie z.B. das Aussehen des Täters oder die genaue Reihenfolge der Ereignisse. Betroffene machen sich manchmal Vorwürfe und glauben, sie müssten sich an diese Dinge erinnern können. Es ist jedoch völlig normal und verständlich, dass man sich nach solchen überwältigenden Ereignissen nicht an alles perfekt erinnern kann. In manchen Fällen kann die Erinnerung an das Erlebnis sogar nur aus Bruchstücken oder unscharfen Einzelheiten bestehen. Gedächtnislücken sind auch dann häufig, wenn man vor dem Trauma Alkohol oder Drogen zu sich genommen hat oder wenn man Kopfverletzungen davontrug. Im Extremfall kann eine solche Lücke den gesamten Zeitraum von der Zeit vor dem Trauma bis zum Aufwachen aus der Bewusstlosigkeit umfassen.

Vermeidung

Das Wiedererleben des Traumas ist belastend. So ist es verständlich, dass Betroffene versuchen, Dingen aus dem Weg zu gehen, die eine Erinnerung an das Trauma auslösen könnten, z. B. bestimmten Orten, Personen, Gesprächen, Kleidungsstücken oder Fernsehsendungen. Oft versuchen sie auch, nicht an das Trauma denken und sich entsprechende Erinnerungen oder Gedanken sofort aus dem Kopf zu schlagen. Die Versuche, möglichst nicht an das Trauma zu denken, sind anstrengend und können die Lebensführung und -qualität der Betroffenen sehr einschränken.

Beispiele für Vermeidung bei einer Posttraumatischen Belastungsstörung

- Nach einem schweren Verkehrsunfall ging Dieter anderen Menschen aus dem Weg, obwohl er vor dem Unfall sehr gesellig war. Er befürchtete, er könnte seine Gefühle nicht unter Kontrolle halten, wenn andere ihn auf den Unfall ansprechen sollten.
- Nach einer Vergewaltigung verließ Sylvia ihre Wohnung nicht mehr ohne Begleitung.
- Nachdem sie in ihrer Ehe wiederholt körperliche Gewalt durch ihren damaligen Partner erlebt hat, vermeidet Hanna es, wieder eine Beziehung mit einem Mann einzugehen.

Negative Gefühle und Überzeugungen

Das Erlebnis von Traumata kann die Art und Weise verändern, wie Menschen sich selbst, andere Menschen oder die Welt sehen. So können sie die Überzeugung entwickeln, ein schlechter Mensch zu sein, oder niemandem vertrauen zu können. Nicht selten erleben Betroffene auch quälende Schuldgefühle im

Zusammenhang mit dem Erlebnis. Zudem berichten viele Überlebende von Traumata, dass ihr Alltag anhaltend von negativen Gefühlen geprägt ist, z. B. Traurigkeit, Angst, Ärger oder Scham.

Interesseverlust, Gefühlstaubheit und Entfremdung

Nach einem Trauma verlieren viele Menschen das Interesse an Aktivitäten, die ihnen früher Freude bereitet haben. Manche haben sogar den Eindruck, dass ihnen gar nichts mehr Spaß macht. So geben sie nicht selten Kontakte zu Freunden oder Verwandten, Hobbys und Freizeitbeschäftigungen auf.

Andere nehmen ihr Leben als nicht mehr lebenswert wahr. Manche empfinden, dass das Trauma ihr Leben zerstört hat.

Manche Menschen, die ein Trauma erlebt haben, beschreiben sich als innerlich wie tot. Ihre Gefühle sind wie betäubt, und sie erleben sich als unfähig, positive Gefühle (z. B. Glück, Freude, Liebe) zu empfinden. Dies betrifft auch ihre Beziehungen zu anderen Menschen. Sie können sich wie abgeschnitten und entfremdet von anderen Menschen fühlen, selbst solchen, die ihnen früher nahestanden. Sie können den Eindruck haben, dass niemand verstehen kann, was sie durchgemacht haben, und dass sie nie wieder in der Lage sein werden, liebevolle Beziehungen zu anderen Menschen zu haben.

Schlafstörungen und Konzentrationsschwierigkeiten

Viele Menschen leiden nach einem Trauma unter Schlafstörungen. Das kann sich darin äußern, dass sie schlecht einschlafen können, häufig aufwachen, unruhig schlafen oder schlecht träumen. Auch fällt es Betroffenen häufig schwer, sich zu konzentrieren, z. B. bei der Arbeit, beim Lesen, beim Fernsehen oder in Gesprächen mit anderen Menschen.

Reizbarkeit, Ärger und riskantes Verhalten

Nach einem Trauma fühlen sich Betroffene oft sehr reizbar oder ständig verärgert. Verständlicherweise bezieht sich der Ärger oft auf die Person, die für das Trauma verantwortlich war. Die Betroffenen können aber auch ärgerlich sein, weil sie sich in der Zeit nach dem Trauma schlecht behandelt, nicht genug unterstützt oder verstanden fühlten (z. B. durch Krankenhauspersonal, die Polizei, Behörden, Angehörige oder ihren Arbeitgeber). Der Ärger kann zu Gedanken an Rache oder Vergeltung für das Ereignis führen. Besonders beeinträchtigend ist, dass Ärgergefühle auch hervorgerufen werden können, wenn im alltäglichen Leben Erinnerungen an das Trauma auftreten – auch im Zusammensein mit Menschen, die nichts mit dem Ereignis zu tun haben. So bemerken viele Betroffene nach einem Trauma, dass Kleinigkeiten im Zusammenleben mit nahestehenden Personen (Familie, Freunde, Ehepartner, Kinder) sie reizbar oder ärgerlich machen und dass sie sich weniger beherrschen können, wenn sie ärgerlich sind. Manche Betroffene erleben, dass sie in Folge von traumatischen Erlebnissen beginnen, riskante Dinge zu tun, z. B. auf gefährliche Weise Auto fahren oder Alkohol trinken, ohne über die Konsequenzen nachzudenken. Andere fühlen sich so stark belastet, dass sie sich absichtlich selbst verletzen oder sogar versuchen, sich selbst das Leben zu nehmen.

Übermäßige Wachsamkeit und Schreckreaktionen

Ein Trauma versetzt den Körper in äußerste Alarmbereitschaft. Im Anschluss daran kann die Alarmbereitschaft bestehen bleiben, selbst wenn die Gefahr abgeklungen ist. Die Betroffenen sind besonders schreckhaft, z. B. wenn sie ein lautes Geräusch hören oder jemand plötzlich hinter ihnen auftaucht. Auch fühlen sich viele Betroffene ständig auf der Hut und angespannt, so als ob überall weiterhin Gefahren lauern würden.

Merke: Vier Gruppen posttraumatischer Reaktionen

Die beschriebenen seelischen Reaktionen auf traumatische Erlebnisse werden in der Fachliteratur in Gruppen zusammengefasst:

1. *Ungewolltes Wiedererleben:* ungewollte Erinnerungen, Alpträume, Flashbacks, starke Gefühle oder Körperreaktionen bei Erinnerung an das Trauma.
2. *Vermeidung:* Vermeidung von Gedanken, Gefühlen, Körperempfindungen, Gesprächen, Orten, Aktivitäten, Situationen oder Menschen, die an das Trauma erinnern.
3. *Veränderungen in Gedanken und Gefühlen:* Unfähigkeit, positive Gefühle zu haben; Gefühl der Entfremdung von anderen Menschen; Veränderungen

der Sicht von sich selbst, anderen Menschen oder der Welt; anhaltende negative Gefühle; Interesseverlust.
4. *Übererregung:* Schlafstörungen; übermäßiger Ärger oder Reizbarkeit; rücksichtsloses oder selbstschädigendes Verhalten; Konzentrationsschwierigkeiten; übermäßige Wachsamkeit oder Schreckhaftigkeit.

1.3 Wann spricht man von einer Posttraumatischen Belastungsstörung?

Unmittelbar nach einem Trauma erleben die meisten Menschen zumindest einige der im vorausgegangenen Abschnitt beschriebenen Symptome. Grundsätzlich sind diese Symptome völlig normal und verständlich und können als ein Zeichen dafür verstanden werden, dass Körper und Geist mit der Verarbeitung des Traumas beschäftigt sind. Bei vielen Menschen, die ein einmaliges Trauma erlebt haben, klingen die Symptome von allein im Laufe der nächsten Wochen und Monate ab. Bei manchen jedoch kommt dieser natürliche Erholungsprozess zum Stillstand und die Symptome bleiben längerfristig bestehen. Hier spricht man von einer Posttraumatischen Belastungsstörung. Für dieses Problem werden in der Fachliteratur verschiedene Abkürzungen verwendet, z. B. PTB, PTBS oder auch PTSD (abgeleitet von der englischen Bezeichnung Posttraumatic Stress Disorder). Auch diese schwerere und längerfristige Reaktion auf ein traumatisches Erlebnis kommt häufig vor. So entwickeln ca. 25 % der Opfer einer Gewalttat und ca. 12 % der Überlebenden eines Verkehrsunfalls eine Posttraumatische Belastungsstörung.

Wie kann man entscheiden, ob es sich bei den oben beschriebenen typischen Reaktionen auf ein Trauma um eine vorübergehende Beeinträchtigung oder eine Posttraumatische Belastungsstörung handelt? Zwei wesentliche Anhaltspunkte sind hier die Dauer der Symptome und die Schwere der Beeinträchtigung (z. B.: Können die Betroffenen ihren Alltag weiterhin bewältigen? Wie stark leiden sie unter den Traumafolgen? Dominieren die Erinnerungen an das Trauma ihr Leben?). Man spricht von einer Posttraumatischen Belastungsstörung, wenn die Reaktionen für längere Zeit anhalten und das Leben deutlich beeinträchtigen. Als Mindestdauer wird in der Fachliteratur meist ein Monat angegeben.

Merke: Kriterien einer Posttraumatischen Belastungsstörung

1. Die Person hat ein Trauma erlebt.
2. Es liegen seit mindestens einem Monat Symptome des Wiedererlebens, der Vermeidung, der Veränderung von Gedanken und Gefühlen und der Übererregung vor.
3. Die Symptome belasten die Person stark und/oder führen zu einer Einschränkung im Beruf, in persönlichen Beziehungen oder im Alltag.

Falls Sie anhand der Ausführungen den Eindruck gewonnen haben, dass Sie an einer Posttraumatischen Belastungsstörung leiden könnten, so ist es für Sie vielleicht eine gewisse Erleichterung zu erfahren, dass Sie nicht allein mit diesen belastenden Problemen dastehen und dass sie häufige, wohlbekannte und gut behandelbare Folgeerscheinungen traumatischer Erlebnisse sind. Über die Behandlungsmöglichkeiten werden Sie in Kapitel 3 mehr erfahren.

Merke

Die Posttraumatische Belastungsstörung ist eine häufige und verständliche Reaktion auf entsetzliche Ereignisse. Viele der Symptome dieser Störung treten bei fast allen Menschen nach einem traumatischen Erlebnis auf. Menschen unterscheiden sich darin, wie schnell sie sich von traumatischen Erlebnissen erholen. Man kann die Posttraumatische Belastungsstörung daher als Störung der seelischen *Erholung* von dem traumatischen Erlebnis verstehen. Die Störung ist gut behandelbar.

1.4 Wie verläuft die Posttraumatische Belastungsstörung?

Anzeichen der Posttraumatischen Belastungsstörung treten bei den meisten Betroffenen bereits in den ersten Stunden oder Tagen nach dem Trauma auf. Bei einigen beginnen sie jedoch erst nach einer zeitlichen Verzögerung von

Wochen, Monaten oder sogar Jahren. Ein später Beginn einer Posttraumatischen Belastungsstörung ist jedoch selten. Er wird meist von Situationen ausgelöst, die diese Menschen besonders stark an das Trauma erinnern, z. B. dem Besuch des Ortes, an dem das Trauma passiert ist, oder dem Jahrestag des Erlebnisses.

Die Zeit, die Betroffene für die Erholung von einem traumatischen Erlebnis benötigen, ist von Person zu Person sehr unterschiedlich und hängt von vielen Faktoren ab, die in Kapitel 1.5 genauer beschrieben werden. Grundsätzlich lässt sich sagen, dass die meisten Menschen nach einem Trauma für einige Wochen oder Monate Symptome, wie z. B. belastende Gefühle, Gedanken, Erinnerungen oder unangenehme Körperempfindungen, erleben. Je länger die Symptome angehalten haben und je schwerer und beeinträchtigender sie sind, desto unwahrscheinlicher ist eine Erholung ohne therapeutische Hilfe. Glücklicherweise ist eine psychotherapeutische Behandlung aber selbst dann erfolgversprechend, wenn die Symptome schon jahrelang bestanden haben.

1.5 Wer entwickelt eine Posttraumatische Belastungsstörung?

Großangelegte Studien in den USA und Europa haben gezeigt, dass je nach Land 20 bis 60 % der Bevölkerung in ihrem Leben mindestens ein Trauma erlebt haben. Je nach Art des Traumas entwickeln zwischen 5 % und 60 % der Betroffenen in der Folge eine Posttraumatische Belastungsstörung. Auf die Allgemeinbevölkerung bezogen heißt dies, dass bis zu 8 % aller Menschen irgendwann in ihrem Leben einmal unter einer Posttraumatischen Belastungsstörung leiden.

Demnach gehört die Posttraumatische Belastungsstörung zu den häufigsten psychischen Störungen. Nicht jeder entwickelt jedoch nach einem Trauma diese Störung, und viele Betroffene erholen sich von allein. Diese Beobachtung wirft die Frage auf, warum manche Menschen eine Posttraumatische Belastungsstörung entwickeln, andere jedoch nicht. In den letzten zwei Jahrzehnten sind eine Reihe von Studien mit dem Ziel durchgeführt worden, Risikofaktoren zu ermitteln. Diese Faktoren lassen sich grob in vier verschiedene Gruppen einteilen:

- *Merkmale des Traumas.* Nicht alle traumatischen Erlebnisse lösen mit gleich hoher Wahrscheinlichkeit eine Posttraumatische Belastungsstörung aus. Wenn das Trauma absichtlich von anderen Menschen zugefügt wurde (z.B. kriminelle oder sexuelle Gewalt), so führt dies mit einer höheren Wahrscheinlichkeit zu einer Posttraumatischen Belastungsstörung als Unfälle oder Naturkatastrophen. Darüber hinaus spielen die Nähe zum Geschehen sowie die Schwere des Traumas eine wichtige Rolle. So entwickeln Opfer einer Gewalttat häufiger eine Posttraumatische Belastungsstörung als Menschen, die Zeugen der Tat waren. Auch die Dauer der traumatischen Situation oder das Ausmaß von Verletzungen können einen Einfluss haben.
- *Wahrnehmung des Traumas.* Forschungsergebnisse zeigen, dass die Art und Weise, in der das Trauma von den Betroffenen erlebt und verarbeitet wurde, einen wesentlichen Einfluss auf dessen Bewältigung hat. So ist die Entwicklung einer Posttraumatischen Belastungsstörung wahrscheinlicher, wenn Menschen während des Ereignisses Todesangst erlebt haben. Es macht dabei keinen Unterschied, ob sich später herausstellte, dass die Todesangst unbegründet war (z.B. weil die Waffe des Täters nicht echt war), entscheidend ist die wahrgenommene Gefahr während des Traumas.
- *Die Erholung fördernde und blockierende Faktoren.* Wer sich in der Zeit nach einem Trauma von seinen Angehörigen, Freunden und anderen Menschen in seinem Umfeld unterstützt fühlt, erholt sich leichter von dem Erlebnis. Umgekehrt kann eine kritische Haltung anderer Personen die Erholung beeinträchtigen. Auch zusätzliche Probleme oder Belastungen nach einem Trauma (z.B. Probleme am Arbeitsplatz, finanzielle Einbußen, körperliche Probleme, weitere belastende Ereignisse) gehen mit einem erhöhten Risiko für die Entstehung einer Posttraumatischen Belastungsstörung einher.
- *Frühere traumatische Erlebnisse.* Wer schon andere traumatische Erlebnisse oder andere schwere Belastungen erlebt hat, bekommt mit höherer Wahrscheinlichkeit eine Posttraumatische Belastungsstörung als jemand, der ein einzelnes Trauma zu verarbeiten hat.

Die Wahrscheinlichkeit, an einer Posttraumatischen Belastungsstörung zu erkranken, ist umso höher, je mehr dieser Risikofaktoren zusammenkommen. Manche Betroffene sehen die Tatsache, dass sie eine Posttraumatische Belastungsstörung entwickelt haben, als ein Zeichen von Schwäche oder persönlichem Versagen an. Solche Befürchtungen werden teilweise leider durch andere Menschen verstärkt, die wenig Verständnis zeigen und z. B. sagen, die Betroffenen sollen sich zusammenreißen. Ein Blick auf die Forschungsergebnisse zum Einfluss der Persönlichkeit auf die Entwicklung einer Posttraumatischen Belastungsstörung zeichnet jedoch ein völlig anderes Bild. Nach den Ergebnissen dieser Studien spielen Persönlichkeitsfaktoren nur eine geringe Rolle.

Merke

Die Ergebnisse zahlreicher Studien zeigen deutlich, dass die Entwicklung einer Posttraumatischen Belastungsstörung kein Zeichen von Schwäche oder persönlichem Versagen ist, sondern prinzipiell jeden treffen kann, der ein traumatisches Ereignis erlebt hat.

1.6 Welche anderen Probleme können nach einem Trauma auftreten?

Die Posttraumatische Belastungsstörung ist nicht die einzige psychische Störung, die nach Traumata auftreten kann. Im Folgenden werden die häufigsten anderen Traumafolgen kurz beschrieben:

Depression oder Trauer. Viele Menschen leiden nach einem traumatischen Erlebnis unter Niedergeschlagenheit, starker Traurigkeit, Interesseverlust oder Antriebslosigkeit. Diese können so stark ausgeprägt sein, dass sich eine Depression entwickelt. Manche Betroffene fühlen sich darüber hinaus so hoffnungslos und verzweifelt, dass sie daran denken, sich selbst zu verletzen oder sich das Leben zu nehmen. Zwischen 30 und 70 % der von einer Posttraumatischen Belastungsstörung betroffenen Menschen leiden ebenfalls an einer Depression. Einige Menschen entwickeln nach einem Trauma ausschließlich eine Depression, aber keine Posttraumatische Belastungsstörung.

Wenn jemand durch ein traumatisches Ereignis einen geliebten Menschen verloren hat, so muss er den Verlust dieses Menschen und seine Trauer bewältigen.

Alkohol-, Drogen- oder Medikamentenkonsum. Manche Betroffene versuchen, Erinnerungen an das Trauma und damit verbundene negative Gefühle durch verstärkten Konsum von Alkohol, Drogen oder Medikamenten in den Griff zu bekommen. Dies kann in einigen Fällen zu einem Missbrauch oder einer Abhängigkeit sowie den damit verbundenen Folgeproblemen führen.

Phobien und Panikanfälle. Wie in Kapitel 1.2 beschrieben, gehören Angst und die Vermeidung von vielfältigen Situationen, die an das Trauma erinnern, zu den typischen Anzeichen der Posttraumatischen Belastungsstörung. Bei einigen Menschen beschränken sich Angst und Vermeidung hingegen auf wenige, eng umgrenzte Situationen (z. B. Auto fahren nach einem Verkehrsunfall, Dunkelheit nach einem Überfall am späten Abend), und sie haben kaum andere Symptome einer Posttraumatischen Belastungsstörung. In diesem Fall spricht man von einer spezifischen Phobie.

Manche Menschen erleben im Anschluss an das Trauma plötzliche Anfälle sehr starker Angst mit einer Vielzahl körperlicher Symptome wie Herzrasen, Atemnot oder Schwindelgefühlen. Oft haben sie dabei die Befürchtung, sie würden sterben oder verrückt werden. Solche Angstanfälle werden auch Panikanfälle genannt. Sie treten üblicherweise zunächst in Situationen auf, die an das Trauma erinnern, können sich später aber auch auf andere Situationen ausweiten. So kann sich bei einigen Betroffenen eine Panikstörung entwickeln.

Probleme in zwischenmenschlichen Beziehungen. Auch ausgeprägte Schwierigkeiten in Beziehungen zu anderen Menschen können eine Folge traumatischer Erlebnisse sein. Betroffene, denen Gewalt angetan wurde oder die sich während des Traumas von anderen im Stich gelassen fühlten, finden es oft schwer, danach anderen Menschen zu vertrauen. Opfer sexueller Gewalt haben häufig Schwierigkeiten, befriedigende intime Beziehungen aufzubauen oder aufrechtzuerhalten. Der Interesseverlust und der Wunsch, nicht über das Trauma sprechen zu müssen, können zum inneren Rückzug von anderen Menschen beitragen. Die Reizbarkeit der Betroffenen und übertriebene Vorsichtsmaßnahmen können zu Problemen im Zusammenleben mit nahestehenden Personen führen.

Probleme im Selbstbild und im Umgang mit Gefühlen. Nach lang anhaltenden Traumata wie wiederholter sexueller Gewalt in der Kindheit, anhaltenden Gewalterlebnissen in der Partnerschaft, Geiselnahme oder Folter, kann es zu grundlegenden Problemen im Selbstbild kommen sowie in der Fähigkeit, die eigenen Gefühle zu regulieren. Mögliche Symptome sind extreme Stimmungsschwankungen, eine Vielzahl körperlicher Beschwerden, ein ständiges Gefühl der Bedrohung, Scham- und Unzulänglichkeitsgefühle, Probleme mit Wutausbrüchen, gestörte Beziehungen zu anderen Menschen und selbstschädigendes Verhalten wie Selbstverletzung oder Alkohol- und Drogenmissbrauch. Wenn zusätzlich zu den Symptomen einer Posttraumatischen Belastungsstörung auch Schwierigkeiten der Emotionsregulation, ein stark beeinträchtigtes Selbstbild und Schwierigkeiten in Beziehungen zu anderen Menschen vorliegen, spricht man auch von einer *Komplexen Posttraumatischen Belastungsstörung*.

Die sogenannte *Borderline-Störung* kann sich in Folge von traumatischen Erlebnissen in Kindheit oder Jugend entwickeln. Sie ist vor allem durch Probleme gekennzeichnet, stabile Beziehungen zu anderen Menschen aufzubauen, sowie durch starke Impulsivität, extreme Stimmungsschwankungen und Unsicherheiten bezüglich der eigenen Identität.

Körperliche Einschränkungen. Wer bei dem traumatischen Erlebnis schwere Verletzungen davongetragen hat, hat neben seelischen häufig auch belastende körperliche Folgen zu bewältigen. Traumafolgen wie chronische Schmerzen, Beeinträchtigungen in der Seh-, Bewegungs- oder Gebärfähigkeit oder HIV-Infektionen können die Lebensqualität stark beeinträchtigen und erfordern teilweise auch eine Umorientierung in den Lebenszielen.

Materielle Einschränkungen. Ein Trauma kann schwerwiegende materielle Einbußen mit sich bringen, zum Beispiel durch Zerstörung von Eigentum oder den Verlust des Arbeitsplatzes. Nicht wenige Betroffene häufen so Schulden an, die zu weiteren Belastungen führen und die Erholung erschweren.

Die beschriebenen Probleme und Störungsbilder können entweder zusätzlich zu einer Posttraumatischen Belastungsstörung oder auch allein auftreten. In diesem Ratgeber finden Sie vor allem Informationen über die Posttraumatische Belastungsstörung. Sollten bei Ihnen jedoch andere der genannten Probleme wie Depressionen, Alkohol- oder Drogenprobleme, Panikanfälle, spezifische Phobien oder eine Borderline-Störung im Vordergrund stehen, dann finden Sie vielleicht die entsprechenden speziellen Ratgeber aus dieser Buchreihe hilfreich (vgl. weiterführende Hinweise zu Patientenratgebern im Anhang, S. 72–73).

2 Wie entsteht eine Posttraumatische Belastungsstörung und warum geht sie nicht von alleine weg?

Im ersten Kapitel haben wir beschrieben, welche seelischen Probleme nach traumatischen Erlebnissen auftreten können und wann man von einer Posttraumatischen Belastungsstörung spricht. Wir haben betont, dass die Symptome der Posttraumatischen Belastungsstörung eine verständliche Reaktion auf extrem belastende Erlebnisse darstellen und dass fast alle Menschen solche Symptome in den ersten Tagen und Wochen nach solchen Erlebnissen haben. In diesem Kapitel möchten wir uns der Frage zuwenden, wie die Posttraumatische Belastungsstörung entsteht und warum sich einige Menschen nicht von allein von den Folgen traumatischer Erlebnisse erholen.

Wir möchten Ihnen dabei einige Erkenntnisse aus der Forschung zur Posttraumatischen Belastungsstörung vorstellen. So wurden psychologische Faktoren identifiziert, die die Erholung von traumatischen Erlebnissen behindern und so die Symptome der Posttraumatischen Belastungsstörung aufrechterhalten. Dies hat direkte Konsequenzen für die psychotherapeutische Behandlung der Posttraumatischen Belastungsstörung, die wir in Kapitel 3 vorstellen.

Die Forschung hat gezeigt, dass Menschen mit Posttraumatischer Belastungsstörung sich weiterhin bedroht fühlen, auch wenn das Trauma schon lange zurückliegt. Dies verhindert, dass sie das Ereignis hinter sich lassen können. Das Gefühl der aktuellen Bedrohung scheint vor allem zwei Quellen zu haben, nämlich (1) die Art und Weise, wie das Trauma im Gedächtnis gespeichert wird, und (2) die Art und Weise, wie Menschen die Welt und sich selbst nach einem traumatischen Ereignis mit anderen Augen sehen. Weiterhin zeigt die Forschung, dass (3) einige Dinge, die Betroffene tun, um ihre Symptome in den Griff zu bekommen, zwar kurzfristig Erleichterung bringen, aber längerfristig die Posttraumatische Belastungsstörung aufrechterhalten.

Wir gehen im Folgenden genauer auf jeden dieser drei Faktoren und einige zusätzliche Befunde ein. Aus Platzgründen können wir den Stand der Forschung nur kurz umreißen, ohne Einzelheiten zu berichten. Auch konzentrieren wir uns auf Befunde, die direkt für die Behandlung bedeutsam sind. Falls Sie sich weniger für den Hintergrund der Behandlung interessieren und sich vor allem über Therapiemöglichkeiten informieren möchten, können Sie auch direkt das Kapitel 3 aufschlagen.

2.1 Besonderheiten des Traumagedächtnisses

2.1.1 Wiedererleben und aktuelle Bedrohung

Wie bereits in Kapitel 1 beschrieben, ist das ungewollte Wiedererleben des Traumas in Form von Bildern oder anderen Sinneseindrücken aus dem Trauma ein wichtiges Merkmal der Posttraumatischen Belastungsstörung. Im Gegensatz zu Erinnerungen an andere Lebensereignisse sind diese Bilder oder Empfindungen sehr lebhaft und deutlich - fast so, als würde das Trauma „hier und jetzt" noch einmal passieren. Dies führt dazu, dass Menschen auch die Gefühle, die sie während des Traumas hatten, in der ursprünglichen Form wiedererleben, z. B. Todesangst oder Verzweiflung, obwohl in der gegenwärtigen Situation keine Gefahr besteht. Auch körperliche Reaktionen wie Herzklopfen, Schwitzen, Zittern oder Schmerzen können beim Wiedererleben genauso stark wieder auftreten wie während des Traumas.

Obwohl beim ungewollten Wiedererleben Teile eines vergangenen Ereignisses aus dem Gedächtnis abgerufen werden, scheint es im „Hier und Jetzt" stattzufinden und wird wie eine aktuelle Bedrohung erlebt. Es erscheint den Betroffenen so, als würde das Trauma noch einmal passieren oder unmittelbar bevorstehen.

Beispiele

Peter arbeitete als Sozialarbeiter in einem Heim. Bei einer Spätschicht brach Feuer aus. Peter war in seinem Arbeitszimmer und hatte keine Fluchtmöglichkeit. Die Flammen kamen immer näher, und Rauch und Hitze waren unerträglich. Peter war überzeugt, dass er sterben würde und seine Kinder nie wiedersehen würde. Er war von Trauer überwältigt. Zum Glück wurde Peter in letzter Minute gerettet und lebte seitdem auch weiterhin mit seinen Kindern zusammen. Dennoch wurde er jedesmal, wenn er an diesen Moment aus dem

Trauma erinnert wurde, so traurig, dass er seine Tränen nicht zurückhalten konnte. In diesen Momenten des Wiedererlebens war es ihm so, als hätte er seine Kinder tatsächlich nie wieder gesehen.

Sabine wurde von einem Fremden vergewaltigt. Der Täter bedrohte sie mit einem Messer und sagte, er würde sie umbringen, wenn sie nicht täte, was er wolle. Er zwang sie zu erniedrigenden Handlungen. Wenn sie daran erinnert wurde, war Sabine von Scham überwältigt und machte sich starke Vorwürfe, dass sie sich nicht mehr gewehrt hatte. Beim Wiedererleben der für sie schlimmsten Momente erinnerte sie sich nicht daran, dass der Täter sie zuvor mit einem Messer bedroht hatte.

2.1.2 Speicherung des Traumas im Gedächtnis

Wie kommt es zu dieser „Zeitreise" beim Wiedererleben? Wie kommt es dazu, dass Peter weiterhin von den Gefühlen aus dem Trauma überwältigt wird, obwohl seine schlimmsten Befürchtungen nicht eintraten? Wie kommt es dazu, dass Sabine weiterhin von Schamgefühlen geplagt ist und sich beim Wiederleben der schlimmsten Momente nicht daran erinnert, dass der Täter sie mit einem Messer bedrohte?

Die Gründe hierfür liegen in der Art und Weise, wie das Trauma verarbeitet und im Gedächtnis abgespeichert wurde. Ergebnisse der Gedächtnisforschung legen nahe, dass unsere Erlebnisse normalerweise in *verarbeiteter Form* gespeichert werden. Dazu gehören zwei Aspekte: Zum einen werden vor allem der Gesamteindruck und die Bedeutung des Erlebnisses im Gedächtnis abgelegt und weniger die einzelnen Sinneseindrücke. Außerdem wird das Erlebnis im Gedächtnis in ein Netzwerk ähnlicher Erinnerungen eingeordnet, so dass es mit anderen Erinnerungen verbunden ist, vor allem mit solchen Informationen, die für die Bedeutung des Ereignisses von Bedeutung sind.

Bei traumatischen Erlebnissen ist diese Verarbeitung unvollständig. Ein Trauma ist so überwältigend, so anders als alles bisher Erlebte, und passiert meist so unerwartet, dass man nicht in der Lage ist, das Trauma schnell und geordnet zu verarbeiten. Zum einen wird daher das Erlebnis, insbesondere die schlimmsten Momente, sozusagen in unverarbeiteter Rohform im autobiografischen Gedächtnis abgespeichert. Diese Rohform zeichnet sich v.a.

dadurch aus, dass sie viele der ursprünglichen Sinneseindrücke, Gefühle und Körperempfindungen enthält und nur wenig geordnete bzw. verarbeitete Gedanken. Aber auch der zweite Aspekt der Verarbeitung, nämlich die Einbettung in ein Netzwerk anderer Erinnerungen, ist beeinträchtigt. So kommt es dazu, dass bei Peter der Moment, in dem er glaubte, dass er im Feuer sterben wird und seine Kinder nicht wiedersehen wird, im Gedächtnis nicht verknüpft ist mit den anderen Erlebnissen, die er seitdem mit seinen Kindern hatte. Das hat zur Folge, dass ihm das Wissen, dass er weiterhin mit seinen Kindern zusammenlebt, nicht gegenwärtig ist, wenn er diesen Moment wiedererlebt. Dieser Moment hat deshalb nichts von seinem Schrecken und seiner Traurigkeit für ihn verloren. Ebenso ist bei Sabine der Moment während des Traumas, in dem sie die erniedrigenden Handlungen durchführte, in ihrem Gedächtnis unzureichend verknüpft mit dem Moment, als der Täter sie mit dem Messer bedrohte. So ist die Information, dass sie gute Gründe hatte, sich nicht zu wehren, ihr nicht gegenwärtig, wenn sie die Erniedrigung wiedererlebt.

Merke

Die Besonderheiten der Traumaerinnerung lassen sich vielleicht am besten in einem Bild zusammenfassen. Dabei kann man sich das Gedächtnis wie einen Schrank vorstellen. Alltägliche Erinnerungen werden in diesem Schrank abgelegt, indem sie zunächst ordentlich gefaltet (d.h. verarbeitet) und dann an den passenden Ort eingeordnet (d.h. mit ähnlichen Erinnerungen und relevanten Informationen verbunden) werden. Daher können diese Erinnerungen bei Bedarf wieder hervorgeholt werden, sie fallen aber nur selten von alleine aus dem Schrank heraus. Die Speicherung der Traumaerinnerung im Gedächtnis kann hingegen mit der Situation verglichen werden, dass viele Dinge ungeordnet ganz schnell in diesen Schrank hineingeworfen werden, so dass man die Tür nicht ganz schließen kann. Die Tür wird daher häufig aufgehen, und die Dinge werden wieder aus dem Schrank herausfallen.

2.1.3 Warum ist das ungewollte Wiedererleben so häufig?

Wir haben in Kapitel 1 beschrieben, dass Menschen mit Posttraumatischer Belastungsstörung Situationen vermeiden, die sie an das Trauma erinnern, wie z.B. den Ort des Traumas, Fernsehsendungen oder Gespräche über ähnliche

Ereignisse. Trotzdem leiden sie unter häufigem Wiedererleben des Traumas. Dies scheint oft wie aus heiterem Himmel aufzutreten, d.h., die Betroffenen können keinen Grund erkennen, warum ihnen plötzlich Teile des Traumas in den Kopf kommen. Dies liegt daran, dass die Auslöser des Wiedererlebens schwer zu erkennen sind, da sie oft keinen engen Bezug zum Trauma aufweisen. Es handelt sich häufig um einfache Sinneseindrücke, wie z.B. ähnliche Farben, Formen, Geräusche, Geschmäcke, Gerüche oder Körperempfindungen.

Beispiele

Ulrike hatte vor einem Jahr einen schweren Verkehrsunfall, bei dem sich der Airbag öffnete und ihre Windschutzscheibe zersplitterte. Ulrike war zu Hause und fühlte sich sicher. Doch als sie die Tür ihres Kühlschranks öffnete, bekam sie plötzlich Todesangst und hatte Schwierigkeiten zu atmen. Der Auslöser war das Gefühl der kalten Luft aus dem Kühlschrank in ihrem Gesicht. Dies ähnelte dem Gefühl der kalten Luft auf der Haut, die durch die zersplitterte Windschutzscheibe in das Auto kam. Sie erlebte die Atemnot wieder, die durch den Airbag verursacht worden war.

Michael war Gefängniswärter und wurde von einem Häftling so schwer ins Gesicht geschlagen, dass sein Auge verletzt wurde. Nach diesem Ereignis konnte er nicht mehr mit seinen kleinen Kindern spielen, weil alle Armbewegungen in Richtung seines Kopfes ihn so ärgerlich machten, dass er Sorge hatte, er würde seine Kinder schlagen und verletzen, wenn sie ihm zu nahe kamen.

Wie kommt es dazu, dass solch einfache Sinnesreize wie die kalte Luft aus dem Kühlschrank oder Bewegungen in Richtungen des Kopfes zu Auslösern von so starken Gefühlen werden? Die Forschung legt nahe, dass dem ein elementarer Lernprozess *(Konditionierung)* zugrunde liegt. Bei diesem Prozess werden Angstreaktionen auf Reize ausgebildet, die Gefahr signalisieren. Auch Tiere erlernen schnell Furchtreaktionen auf Merkmale von Situationen (wie Licht, Geräusche, Geruch), in denen sie unangenehme Erfahrungen wie Lärm oder Schmerz erfahren haben. Dieser elementare Lernprozess hat sich in der Evolution entwickelt, da er für das Überleben wichtig ist; er hilft Tieren und Menschen, automatisch Anzeichen von Gefahr zu erkennen und solche Situationen zu vermeiden. Normalerweise vermindert sich die Angst wieder, wenn der gelernte Gefahrenreiz mehrmals ohne unangenehme Konsequenz auftritt, sich also als unzuverlässiger Warnreiz für Gefahr erweist.

Bei der Posttraumatischen Belastungsstörung besteht das Problem, dass die konditionierten Angstreaktionen nicht wieder verlernt werden oder sich sogar auf ähnliche Reize ausweiten. So kommt es dazu, dass viele Dinge im Alltag das Wiedererleben auslösen, obwohl sie nur in einer ganz speziellen Hinsicht Ähnlichkeiten mit dem Trauma aufweisen (wie z. B. Farbe oder Geruch) und völlig harmlos sind.

Merke: Traumagedächtnis

- Während des Traumas sind Betroffene mit der Verarbeitung des Erlebnisses überfordert.
- Dies führt dazu, dass v. a. die Sinneseindrücke, Gefühle und Körperempfindungen des Traumas – in Rohform – im Gedächtnis gespeichert werden. Auch ist die Erinnerung an die schlimmsten Momente des Traumas nur mangelhaft mit Informationen verbunden, die für ihre Bedeutung wichtig sind (z. B. wenn der Ausgang des Ereignisses besser war als befürchtet oder Gründe für das eigene Verhalten).
- Die Erinnerung kann durch viele verschiedene Schlüsselreize ausgelöst werden, die oft einfache Sinneseindrücke darstellen.
- Das Wiederleben ist von starken Emotionen und Körperempfindungen begleitet und vermittelt den Eindruck, dass das Trauma „hier und jetzt" noch einmal passiert.

2.2 Veränderungen in Selbstbild, Weltsicht und Wahrnehmung anderer Menschen

Das Erlebnis eines Traumas verändert bei vielen Betroffenen grundlegend die Art und Weise, in der sie über sich selbst, andere Menschen und die Welt denken. Es ist natürlich verständlich, dass man nach einem Trauma die Welt in einem anderen Licht sieht. Wenn man z. B. an einem Ort, an dem man sich immer sicher gefühlt hat, plötzlich überfallen wird, oder wenn ein Mensch, dem man vertraut hat, einem Gewalt antut, dann macht man sich natürlich Gedanken darüber, ob man früher zu unvorsichtig oder zu vertrauensselig war, und ist verständlicherweise erst einmal vorsichtig. Das erhöhte Bewusstsein von Gefahr nach einem Trauma kann dann zu einem Problem werden, wenn es einem so vorkommt, als lauere überall Gefahr und als könne man niemandem mehr trauen. Dann dominiert das Trauma die Wahrnehmung der Welt, und man fühlt sich ständig ängstlich, schreckhaft und auf der Hut. Man verliert dabei aus den Augen, dass Überfälle selten sind und die meisten Menschen vertrauenswürdig sind. Es ist dann wichtig, sich klarzumachen, dass die Realität sich durch das Trauma nicht geändert hat. Überfälle, Naturkatastrophen oder Unfälle sind genauso selten wie vorher. Die Erinnerung an das Trauma kann die Wahrnehmung von Gefahr so stark prägen und verzerren, dass man die Gefährlichkeit der Welt und anderer Menschen nach einem Trauma stark überschätzt.

Ebenso ist es verständlich, dass man sich nach einem Trauma wünscht, man hätte es verhindern können oder man könnte es schnell vergessen und so weitermachen wie früher. Dies kann jedoch dann zu einem Problem werden, wenn man zu hart mit sich ins Gericht geht und sich ungerechte Vorwürfe macht. Manche Menschen machen sich zum Beispiel Vorwürfe, dass sie das Trauma nicht verhindert haben oder dass sie bestimmte Dinge getan oder nicht getan haben und denken: „Es ist meine Schuld, dass mir das passiert ist“, „Mir passieren schlimme Dinge, weil ich ein schlechter Mensch bin“, „Wenn ich nicht so schwach oder dumm gewesen wäre, wäre mir das nicht passiert.“ Solche *Selbstkritik* und *Selbstzweifel* sind häufig mit Gefühlen von *Schuld, Scham* oder *Versagen* verbunden und können sehr belastend sein. Hier ist es wichtig, sich klarzumachen, dass man meistens sehr wenig tun konnte, um das Trauma zu verhindern oder seinen Verlauf zu beeinflussen. Es liegt in der Natur von traumatischen Ereignissen, dass sie unvorhergesehen eintreten und so überwältigend sind, dass man wie gelähmt ist oder nicht klar denken kann, oder dass die körperlichen Grenzen überschritten sind und man sich nicht schützen kann.

Andere Menschen befürchten, dass die typischen Reaktionen auf ein Trauma, die wir in Kapitel 1 beschrieben haben, wie z. B. das ungewollte Wiedererleben des Traumas, ein Zeichen von Schwäche sind und denken „Ich bin ein schwacher Mensch, weil ich noch nicht darüber hinweggekommen bin“, „Meine Reaktionen seit dem Trauma zeigen, dass ich noch verrückt werde oder die Kontrolle verliere“ oder „Ich breche bei der nächsten Schwierigkeit zusammen“.

Ebenso ist es sehr verständlich, dass man sich nach einem Trauma sehr ärgerlich fühlt und sich stark über die Ungerechtigkeit aufregt, die einem widerfahren ist. Was Menschen in einem Trauma passiert, ist völlig ungerecht und hätte nicht passieren dürfen! Auch geht die Ungerechtigkeit leider oft nach einem Trauma noch weiter, z. B. wenn der Täter nicht oder ungenügend bestraft wird oder man weitere Belastungen wie körperliche Probleme oder finanzielle Einbußen zu verkraften hat. Viele Menschen kommen trotzdem nach einer Weile zu dem Schluss, dass es besser ist, das Trauma hinter sich zu lassen und sich nicht mehr über die Ungerechtigkeit aufzuregen. Sie stellen fest, dass sie nichts tun können, um die Ungerechtigkeit aus der Welt zu schaffen, und konzentrieren sich darauf, ihr Leben wieder in die Hand zu nehmen. Einige Menschen jedoch schaffen diesen Schritt nicht und bleiben von der Ungerechtigkeit ihrer Lage so beeinträchtigt, dass sie weiter ständig darüber nachdenken. Sie fühlen sich dementsprechend ständig ärgerlich und reizbar.

Bei Personen, die bereits früh in ihrem Leben traumatischen Erlebnissen ausgesetzt waren (z. B. sexueller oder körperlicher Gewalt in der Familie), prägen diese Traumata häufig sehr grundlegend das Bild, das Heranwachsende von sich selbst und anderen entwickeln. Dies kann zu sehr negativen Überzeugungen führen (z. B. „Ich bin schwach"; „Ich bin anderen immer hilflos ausgeliefert"; „Niemand ist für mich da"). Diese Überzeugungen tragen dann zu einem nachhaltigen Gefühl der aktuellen Bedrohung bei, selbst wenn die äußere Situation sich bereits geändert hat, die Betroffenen erwachsen sind, keiner Gewalt mehr ausgesetzt sind und sich besser schützen können.

Wie diese Beispiele zeigen, können Gedanken darüber, was das Trauma für die Welt, für einen selbst oder die Zukunft bedeutet, sehr bedrohlich sein und einer Besserung im Weg stehen. Für die Verarbeitung des Traumas ist es daher wichtig, sich mit Veränderungen in der eigenen Sicht von sich selbst, anderen Menschen und der Welt auseinanderzusetzen, um herauszufinden, welche dieser Überzeugungen hilfreich sind und welche eine Bewältigung des Traumas eher erschweren.

Merke: Veränderung in Selbstbild und Weltsicht

Traumatische Erlebnisse führen häufig zu Veränderungen im Selbstbild, der Weltsicht oder der Wahrnehmung anderer Menschen. Diese können zum Gefühl der aktuellen Bedrohung beitragen. Beispiele für häufige Gedanken nach einem Trauma sind:

- „Ich ziehe Unglück an."
- „Ich verdiene es, dass mir schlimme Sachen passieren."
- „Ich bin schuld daran, dass mir das passiert ist."
- „Ich werde verrückt."
- „Ich bin schwach."
- „Ich habe mich für immer zum Schlechten verändert."
- „Ich werde die Kontrolle verlieren und jemandem etwas antun."
- „Ich komme nie darüber hinweg."
- „Mein Leben ist für immer zerstört."
- „Ich kann mich niemandem nahe fühlen."
- „Ich kann nirgendwo sicher sein."
- „Ich kann niemandem vertrauen."
- „Ich muss ständig auf der Hut sein."
- „Ich werde die Ungerechtigkeit, die mir widerfahren ist, nie überwinden."

2.3 Veränderungen im Verhalten

Ein traumatisches Erlebnis zieht häufig auch eine Reihe von Veränderungen im Verhalten der Betroffenen nach sich. Sie versuchen, durch ihr Verhalten weitere negative Ereignisse zu verhindern sowie die Belastung durch ihre Symptome zu vermindern. Kurzfristig empfinden sie durch diese Verhaltensweisen tatsächlich eine Entlastung. Ungünstigerweise verhindern viele dieser Verhaltensweisen jedoch langfristig eine Verarbeitung des Traumas und die Rückkehr ins normale Leben und tragen somit dazu bei, dass die Posttraumatische Belastungsstörung bestehen bleibt. Im Folgenden werden wir einige dieser Verhaltensweisen genauer beschreiben.

Unterdrücken der Traumaerinnerungen

Viele Menschen mit Posttraumatischer Belastungsstörung verwenden viel Energie darauf, Erinnerungen, Gefühle und Gedanken, die mit dem Trauma verbunden sind, zu unterdrücken. Dies ist sehr ermüdend und leider auch keine erfolgversprechende Strategie. Sie können selbst das folgende kleine Experiment machen:

Übung

- Setzen Sie sich bequem hin. In der nächsten Minute denken Sie bitte, an was Sie wollen. ABER DENKEN SIE AUF KEINEN FALL AN EIN WEIßES KANINCHEN. Es ist egal, an was Sie denken, ABER DENKEN SIE KEINESFALLS AN EIN WEIßES KANINCHEN.
- Wie hat dieses Experiment bei Ihnen geklappt? Konnten Sie Bilder oder Gedanken an weiße Kaninchen unterdrücken?

Die meisten Menschen beschreiben, dass Ihnen sofort ein Kaninchen in den Kopf kommt, wenn sie versuchen, nicht daran zu denken. Die Unterdrückung von Gedanken bewirkt also genau das Gegenteil. Ebenso werden Gedanken an das traumatische Erlebnis hartnäckiger und häufiger, wenn man sie mit Gewalt unterdrückt, wie Abbildung 1 zeigt. Hier kommt es zu einem Teufelskreis, der Betroffenen oft den Eindruck vermittelt, die Kontrolle über die eigenen Gedanken und Gefühle immer mehr zu verlieren.

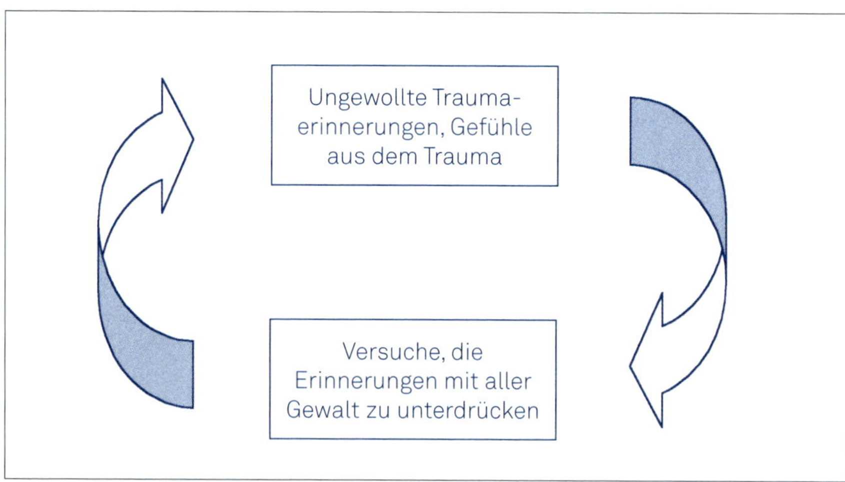

Abbildung 1: Teufelskreis zwischen belastenden Traumaerinnerungen und Unterdrückung

Vermeidung und übertriebene Sicherheitsmaßnahmen

Viele Menschen versuchen nach einem Trauma, die belastenden Erinnerungen an das Trauma dadurch unter Kontrolle zu bekommen, dass sie alles vermeiden, was an das traumatische Ereignisse erinnern könnte. Sie vermeiden Orte, Situationen oder Aktivitäten, die mit dem Trauma in Verbindung stehen, weil sie entweder befürchten, die Erinnerungen nicht aushalten zu können oder aber, dass ihnen ein neues Trauma passieren wird. Manche Menschen treffen nach einem Trauma zusätzliche Sicherheitsvorkehrungen, die unnötig sind.

Beispiele

- Nach einem gewaltsamen Überfall befürchtete Robert einen neuen Überfall. Er verließ sein Haus nur noch zu unregelmäßigen Zeiten, damit eventuelle Täter kein Muster erkennen und ihm „auflauern" konnten. Wenn er draußen war, beobachtete er alle Leute genau, ging am Straßenrand, um in alle Richtungen fliehen zu können, und trug ein Messer bei sich, mit dem er sich notfalls verteidigen konnte. Zu Hause installierte er mehrere Schlösser an Türen und Fenstern und kontrollierte stündlich, ob sie auch verschlossen waren. Fernsehen und Radio ließ er nur ganz leise laufen, damit er eventuelle Einbrecher sofort hören konnte.
- Simone, die als Kind sexuelle Gewalt erlebt und nun eigene Kinder im selben Alter hat, vermeidet Kontakt zu anderen Müttern, weil sie befürchtet, man könne ihr ansehen oder anmerken, was ihr passiert ist. Außerdem verbietet sie ihren Kindern, zu Besuch zu anderen Familien zu gehen, aus Angst, dass sie dort ebenfalls Traumata erleben könnten.

Vermeidung und zusätzliche Sicherheitsvorkehrungen sind sehr verständliche Selbstschutzmaßnahmen nach einem Trauma und oft hilfreich, um *kurzfristig* die Belastung zu vermindern. Aber sie sind *langfristig* gesehen oft nicht die besten Strategien, um das Trauma zu überwinden. Die Vermeidung hindert einen daran, herauszufinden, dass die Welt nicht so gefährlich ist, wie sie einem nach einem traumatischen Erlebnis erscheint. Dies ist in Abbildung 2 für Robert veranschaulicht. Robert traf viele spezielle Maßnahmen, um einen neuen Überfall zu verhindern. Dies half ihm, sich sicherer zu fühlen. Aber es verhinderte auch, dass er herausfand, dass die meisten Menschen ihm nichts antun wollen, auch wenn er keine besonderen Vorsichtsmaßnahmen trifft. So blieb seine Überzeugung bestehen, dass ein neuer Überfall bevorsteht und er ständig auf der Hut sein muss. Er fühlte sich weiterhin ständig bedroht.

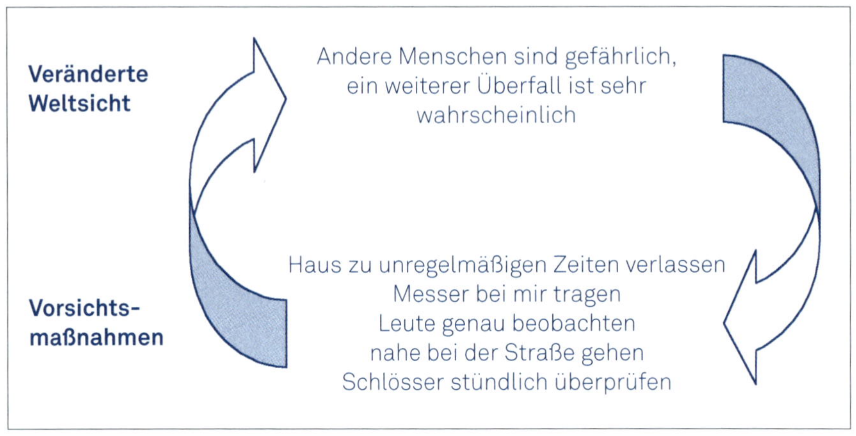

Abbildung 2: Teufelskreis zwischen veränderter Weltsicht und übertriebenen Vorsichtsmaßnahmen nach einem gewaltsamen Überfall

In ähnlicher Weise verhält es sich mit der Vermeidung von Gedanken und Erinnerungen an das Trauma. Wenn Vermeidung funktioniert, reduziert sie kurzfristig unangenehme Gefühle. Langfristig verhindert sie aber die Verarbeitung des Traumas, die, wie wir in Kapitel 2.1 gesehen haben, notwendig für die Überwindung des Traumas und des ungewollten Wiedererlebens ist. Viele Menschen vermeiden Gedanken oder Gespräche über das Trauma, weil sie befürchten, dass die Gefühle sie überwältigen werden und sie darunter zusammenbrechen. Es ist vollkommen verständlich, dass man Dinge vermeidet, von denen man glaubt, dass sie einem schaden könnten. Wie wir an Roberts Fall gezeigt haben, ist das Problem dabei jedoch, dass die Vermeidung einen daran hindert, herauszufinden, dass die Befürchtungen übertrieben sind.

Weiterhin haben Vermeidung und übertriebene Vorsichtsmaßnahmen langfristig den negativen Effekt, dass das Leben mehr und mehr eingeschränkt wird. Manche Menschen mit Posttraumatischer Belastungsstörung können ihren Beruf nicht mehr ausüben, weil sie aus Angst vor einem neuen Trauma ihr Haus nicht mehr verlassen können oder so viel Zeit mit ihren Sicherheitsvorkehrungen verbringen, dass diese ihr Leben bestimmen. Wie in Simones

Beispiel können übertriebene Vorsichtsmaßnahmen auch das Leben nahestehender Personen einschränken. Manche der Sicherheitsvorkehrungen, die Menschen mit einer Posttraumatischen Belastungsstörung treffen, können das Risiko eines neuen Traumas sogar ungewollt erhöhen statt senken. So fahren z.B. einige Menschen nach Verkehrsunfällen besonders langsam, schauen ständig in den Rückspiegel oder treten immer wieder plötzlich auf die Bremse. Diese Verhaltensweisen sind äußerst verständlich, jedoch ungeeignet, ihre generelle Sicherheit im Straßenverkehr zu erhöhen.

Sozialer Rückzug

Um Erinnerungen an das Trauma bzw. gefährliche Situationen zu vermeiden, ziehen sich Menschen nach einem Trauma häufig zurück, pflegen ihre sozialen Kontakte deutlich weniger als zuvor, gehen seltener aus dem Haus und geben viele Aktivitäten auf, die vor dem Trauma wichtig für sie waren (z.B. Hobbys, Freunde, Sport). Verstärkt wird dies oft auch durch ein Gefühl der Entfremdung von anderen Menschen sowie den Verlust von Interesse und Freude selbst an positiven Aktivitäten und Erlebnissen. Diese Veränderungen sind sehr verständlich, führen jedoch langfristig bei vielen Betroffenen dazu, dass das Gefühl der Entfremdung von anderen Menschen weiter zunimmt und sie immer weniger von Menschen umgeben sind, von denen sie Unterstützung und Hilfe bekommen können. Das Aufgeben von wichtigen Aktivitäten trägt darüber hinaus zu dem Gefühl bei, für immer verändert zu sein und nie mehr zu dem Leben vor dem Trauma zurückkehren zu können.

Grübeln

Ein traumatisches Erlebnis wirft für die Betroffenen viele Fragen auf, z.B. „Warum ist das Trauma gerade mir passiert?“, „Wie hätte ich es verhindern können?“, „Wird mein Leben jemals wieder so sein wie vor dem Trauma?“, „Werde ich je normale Beziehungen zu anderen Menschen haben können?“, „Warum habe ich als Kind diese schrecklichen Dinge erleben müssen und andere hatten eine glückliche Kindheit?“ oder „Warum komme ich nicht über das Ereignis hinweg?“. Das Auftauchen dieser Gedanken ist beinahe unvermeidlich. Wenn einem etwas Entsetzliches passiert ist, setzt man sich damit natürlich auseinander und überlegt, welche Folgen es für das Leben hat. Viele

Betroffene erleben jedoch, dass sie sich von diesen Gedanken überhaupt nicht wieder lösen können. Sie ertappen sich dabei, dass sie immer und immer wieder über dieselben Dinge nachgrübeln, ohne zu einer Lösung zu kommen. Dieses ständige Grübeln ist für die Verarbeitung traumatischer Erlebnisse nicht förderlich, sondern trägt im Gegenteil dazu bei, dass die Probleme bestehen bleiben. Dies geschieht zum einen dadurch, dass die Betroffenen sich während und nach dem Grübeln häufig niedergeschlagen, ängstlich oder wütend fühlen. Darüber hinaus fällt es während des Grübelns schwer, sich auf andere Dinge zu konzentrieren, was zu einer Beeinträchtigung der Arbeit oder der Kontakte zu anderen Menschen führen kann. Schließlich verstärkt Grübeln die Schuld- und Schamgefühle sowie Selbstkritik, Selbstzweifel und eine negative Weltsicht.

Ständige Wachsamkeit

In Folge eines traumatischen Erlebnisses sind viele Betroffene für Gefahren in ihrer Umgebung sensibilisiert. Wenn sie sich in Alltagssituationen befinden, die der traumatischen Situation ähnlich sind, versuchen sie daher, äußerst wachsam zu sein, und suchen ihre Umgebung nach möglichen Gefahren ab. Das macht sie jedoch sehr ängstlich, nervös, schreckhaft und unruhig. Ähnlich wie bei der Vermeidung von Situationen verhindert die ständige Wachsamkeit darüber hinaus herauszufinden, welche Befürchtungen tatsächlich zutreffend sind und welche nicht. So kann übermäßige Wachsamkeit die Überzeugung „Wäre ich nicht immer so wachsam und vorsichtig, hätte ich bestimmt Anzeichen für Gefahr übersehen und mir wäre noch einmal etwas Schreckliches passiert“ noch weiter verstärken. Sie verhindert darüber hinaus, dass die Betroffenen erfahren können, dass höchstwahrscheinlich ebenfalls nichts Schlimmes passieren würde, wenn sie weniger wachsam oder aufmerksam wären.

Andere Verhaltensweisen

Weitere typische Verhaltensweisen, die von Betroffenen nach einem Trauma eingesetzt werden, sind Veränderungen im Schlafverhalten (z.B. erst spät ins Bett gehen, um Alpträumen vorzubeugen) oder der Gebrauch von Alkohol, Drogen oder Medikamenten. Manche Betroffene greifen in Situationen mit hoher Anspannung oder Angst auch zu Selbstverletzungen.

Merke: Veränderung im Verhalten

Viele der Dinge, die Menschen nach einem Trauma tun, um ihre Probleme in den Griff zu bekommen, sind kurzfristig tatsächlich entlastend. Langfristig führen einige dieser Verhaltensweisen jedoch dazu, dass eine Verarbeitung des Traumas erschwert wird. Zu diesen Verhaltensweisen gehören z.B. die starke Vermeidung von traumabezogenen Erinnerungen, Gefühlen, Orten oder Situationen, übertriebene Vorsichtsmaßnahmen, sozialer Rückzug, Grübeln, ständige Wachsamkeit oder übermäßiger Gebrauch von Alkohol, Drogen oder Medikamenten.

2.4 Biologische Faktoren

Neben den bisher beschriebenen Veränderungen im Erleben und Verhalten gibt es auch Hinweise darauf, dass biologische Faktoren an der Entstehung der Symptome einer Posttraumatischen Belastungsstörung beteiligt sind. So haben Studien gezeigt, dass einige Traumaüberlebende, die an dieser Störung leiden, Veränderungen in der Hypothalamus-Hypophysen-Nebennierenrindenachse zeigen, die eine zentrale Rolle bei der Stressreaktion des Körpers spielt. Mit Hilfe von Verfahren, die die Aktivität des Gehirns abbilden (z.B. der funktionellen Kernspintomographie), konnte außerdem gezeigt werden, dass bei Menschen mit einer Posttraumatischen Belastungsstörung bei der Erinnerung an das Trauma eine erhöhte Aktivierung von Teilen des Gehirns vorliegt, die mit emotionalen Reaktionen in Verbindung stehen (v.a. die sogenannte Amygdala), und eine reduzierte Aktivierung in Hirnregionen, die mit bewusster und sprachlicher Verarbeitung von Erlebnissen zusammenhängen (z.B. das sog. Broca-Areal und Regionen im Stirnhirn). Diese Befunde stehen in Einklang mit den beschriebenen Besonderheiten der in Rohform abgespeicherten Traumaerinnerung, die stark mit Gefühlen und Sinneseindrücken verbunden ist, jedoch nur einen geringen Grad an bewusster und sprachlicher Verarbeitung aufweist.

Schließlich haben Studien auch gezeigt, dass Menschen mit einer Posttraumatischen Belastungsstörung ein erhöhtes Ausmaß an Erregung im autonomen Nervensystem zeigen (z.B. einen erhöhten Herzschlag und stärkere Schweißdrüsenaktivität) sowie einen stärker ausgeprägten Schreckreflex.

Merke: Biologische Faktoren

Ein Trauma hat nicht nur Auswirkungen auf das Erleben und Verhalten von Menschen, sondern führt auch zu messbaren körperlichen Veränderungen. Glücklicherweise sind diese Veränderungen aber alle umkehrbar und verschwinden nach der Erholung von einer Posttraumatischen Belastungsstörung.

2.5 Soziale Faktoren

Soziale Einflüsse sind eine letzte wichtige Gruppe von Faktoren, die die Entstehung einer Posttraumatischen Belastungsstörung beeinflussen können. Dabei scheint die Reaktion der Umwelt eine besondere Rolle zu spielen. So zeigen Ergebnisse vieler Studien, dass die Unterstützung durch Angehörige, Freunde oder Bekannte die Wahrscheinlichkeit für eine positive Bewältigung des Erlebnisses erhöht. Ebenso hat das Ausmaß, in dem sich Traumaüberlebende von nahestehenden Personen unterstützt fühlen, einen Einfluss darauf, wie stark sie sich öffnen und über das Trauma sprechen, wie sie sich selbst, die Welt und andere Menschen sehen und wie sicher sie sich in ihrer Umgebung fühlen.

3 Was kann man gegen eine Posttraumatische Belastungsstörung tun?

In diesem Kapitel stellen wir Behandlungsmöglichkeiten für die Posttraumatische Belastungsstörung vor. Das Kapitel ist vor allem für Betroffene geschrieben, aber die Informationen können auch für Angehörige von Interesse sein, die mehr über die Behandlung der Posttraumatischen Belastungsstörung erfahren möchten.

3.1 Was kann ich selbst gegen eine Posttraumatische Belastungsstörung tun?

Zunächst stellt sich die Frage, was Sie selbst gegen eine Posttraumatische Belastungsstörung tun können. Dazu zunächst eine wichtige einleitende Bemerkung: Dieser Ratgeber ist *kein* Selbsthilfebuch. Das heißt, dass wir Ihnen keine konkreten Ratschläge im Sinne von „Rezepten" geben können, die mit großer Sicherheit zu einer erfolgreichen Bewältigung des Traumas führen. Wissenschaftliche Studien, die Selbsthilfebroschüren überprüften, fanden übereinstimmend, dass diese allein nicht zur wirksamen Behandlung der Posttraumatischen Belastungsstörung ausreichen, obwohl die Betroffenen sie nützlich fanden.

Im Folgenden finden Sie dennoch ein paar allgemeine Anregungen zu Dingen, die einige Menschen bei der Bewältigung eines Traumas hilfreich finden. Wenn Sie diese Anregungen ausprobieren möchten, sollten Sie darauf achten, ob Ihnen diese Maßnahmen gut tun oder nicht. Wenn Sie keine Verbesserung Ihrer Probleme spüren, dann ist das kein Zeichen von persönlichem Versagen; vielmehr ist dies ein Zeichen dafür, dass die Anregung in Ihrem Fall offensichtlich nicht hilfreich war. Wenn Sie sich stark durch die Symptome einer Posttraumatischen Belastungsstörung belastet fühlen und diese Probleme schon längere Zeit angehalten haben und nicht besser werden, so ist eine gezielte psychotherapeutische Behandlung zu empfehlen, die wir in Kapitel 3.4 und 3.5 genauer beschreiben.

Sich bewusst machen, dass starke Reaktionen auf ein Trauma normal sind

Wie wir in den vergangenen Kapiteln beschrieben haben, stellen die Symptome der Posttraumatischen Belastungsstörung häufige und verständliche Reaktionen auf traumatische Erlebnisse dar. Das Problem liegt nicht bei Ihnen, sondern an der Tatsache, dass Sie ein extremes und entsetzliches Ereignis erlebt haben! Sie leiden noch unter der *Erinnerung* an dieses Ereignis. Versuchen Sie, sich dies bewusst zu machen, wenn Sie die Symptome bei sich feststellen.

Für sich sorgen und den Alltag wiedererobern

Die Bewältigung eines traumatischen Erlebnisses erfordert viel Energie. Sie sollten daher bewusst versuchen, für sich selbst zu sorgen, auch wenn Sie sich zunächst nicht danach fühlen. Dies ist insbesondere in den ersten Tagen und Wochen nach einem traumatischen Ereignis sehr wichtig. Dazu gehören scheinbar einfache Dinge, wie z. B. regelmäßige und gesunde Ernährung, Bewegung an der frischen Luft, und zu versuchen, genug Schlaf zu bekommen. Auch eine feste Tagesstruktur kann helfen, das Gefühl zurückzugewinnen, in Sicherheit zu sein und Kontrolle über das eigene Leben zu haben. Dinge, die das Leben angenehm machen und fühlbar machen, dass man wieder in Sicherheit ist und das Trauma überlebt hat, helfen, in die Normalität des Alltags zurückzufinden, und können neue Energie spenden. Dabei kann es sich sowohl um kleine Dinge handeln (z.B. ein Bad nehmen, Musik hören, eine Sportsendung im Fernsehen ansehen, mit dem Hund spazieren gehen, mit den Kindern spielen) als auch um größere Unternehmungen (z.B. sich mit Freunden treffen, ins Kino gehen, einen Ausflug machen, Essen gehen). Unmittelbar nach einem Trauma haben Menschen oft kein Interesse an solchen Dingen oder fühlen sich damit überfordert. Wir empfehlen Ihnen trotzdem, schrittweise wieder regelmäßig solche „Energiespender“ in ihren Alltag einzubauen, auch wenn Ihnen zunächst nicht danach zumute ist.

Nach einem Trauma ziehen sich manche Menschen zurück und geben Aktivitäten auf, die ihnen vorher wichtig waren, z. B. Sport, Hobbys, Vereine, kulturelle Interessen wie Kino, Musik oder Theater. Auch ziehen sie sich von Freunden und Bekannten zurück. Dies ist verständlich, wenn man sich überfordert fühlt und das Trauma das Leben überschattet. Doch wenn man nicht aktiv versucht, so viel wie möglich von seinem alten Leben wieder aufzunehmen, kann es zu dem Gefühl kommen, dass das Trauma das Leben vollständig zerstört hat und nichts mehr so ist wie zuvor. Es kann daher für die Bewältigung eines Traumas förderlich sein, Schritt für Schritt zu versuchen, sein altes Leben zurückzuerobern. Ein erster Schritt könnte darin bestehen, zu prüfen, ob es bei Ihnen Aktivitäten oder Kontakte gibt, die Sie seit dem Trauma eher vernachlässigt oder vielleicht sogar ganz aufgegeben haben. Dabei geht es v. a. um angenehme Aktivitäten bzw. Kontakte, die Ihnen wichtig waren. Nachdem Sie solche Tätigkeiten identifiziert haben, beginnen Sie, diese nach und nach wieder in Ihren Alltag zu integrieren.

Wenn Sie erst einmal mit kleinen Dingen angefangen haben, sollte es leichter werden, wieder mehr von Ihrem alten Leben zurückzuerobern. Neben angenehmen Aktivitäten ist dabei auch an Dinge zu denken, die Ihnen ein Gefühl von Selbstwert vermitteln und Sinn spenden. Mögliche Beispiele sind: Arbeit, sich den Kindern widmen, etwas für andere tun oder sich in einem Verein oder einer Kirchengemeinde engagieren.

Manchmal ist es nicht möglich, angenehme oder sinnspendende Aktivitäten in der gleichen Form aufzunehmen wie zuvor. Wenn die traumatischen Erlebnisse schon sehr lange zurückliegen, kann es außerdem schwierig sein, sich an ein altes Leben vor dem Trauma zu erinnern oder daran anzuknüpfen. In diesen Fällen können Sie überlegen, was ein erster Schritt sein könnte, etwas Neues aufzubauen. Wenn Sie zum Beispiel nicht mehr in Ihrem bisherigen Beruf arbeiten können oder wollen, könnten Sie überlegen, was Sie stattdessen machen möchten, und erste Erkundigungen einziehen wie etwa über Umschulungskurse. Entsprechendes gilt für Freizeitaktivitäten, die jetzt nicht mehr möglich sind. Vielleicht gibt es etwas anderes, was Ihnen Freude geben könnte.

Schlaf

Schlaf ist für eine körperliche und seelische Gesundung wichtig. Leider leiden viele Menschen mit Posttraumatischer Belastungsstörung unter Schlafstörungen. Hierzu trägt zum einen die erhöhte Alarmbereitschaft des Körpers nach einem Trauma bei. Zum andern können Alpträume den Schlaf unterbrechen. In Tabelle 1 finden Sie einige Tipps für einen gesunden Schlaf.

Tabelle 1: Tipps für einen gesunden Schlaf

Tipps für einen guten Schlaf	Nicht tun sollten Sie
• Jeden Tag zur gleichen Zeit ins Bett gehen. Damit trainieren Sie Ihren Körper, zu dieser Zeit „schlafbereit“ zu sein.	• Das Ins-Bett-Gehen bis in die frühen Morgenstunden verschieben, weil Sie sich vor schlechten Träumen fürchten. Sie bekommen dann viel zu wenig Schlaf. • Tagsüber schlafen, um versäumten Schlaf aufzuholen. Dies macht es schwerer, abends einzuschlafen.
• Eine ruhige, kurze Tätigkeit regelmäßig vor dem Schlafengehen durchführen, z. B. ein warmes Getränk trinken und Lesen oder Musikhören.	• Vor dem Schlafengehen viel Alkohol oder koffeinhaltige Getränke einnehmen. • Direkt vor dem Schlafengehen Dinge tun, die Sie sehr wach machen, wie z. B. einen spannenden Film ansehen. • Vor dem Schlafengehen über Probleme nachgrübeln.
• Wenn Sie nachts aufwachen sollten und nicht wieder einschlafen können, stehen Sie auf und beschäftigen Sie sich mit einer ruhigen Tätigkeit. Der Körper wird ca. alle 90 Minuten wieder einschlafbereit. Gehen Sie wieder ins Bett, wenn Sie merken, dass Sie wieder schläfriger werden.	• Im Bett über Dinge nachgrübeln, wie z. B. darüber, dass Sie am nächsten Tag unausgeschlafen sein werden. • Ständig auf die Uhr gucken, wie viel Zeit schon vergangen ist.

Unterstützung von anderen annehmen und einfordern

Menschen, die sich von anderen nach einem Trauma gut unterstützt fühlen, erholen sich schneller als solche, die wenig Unterstützung erfahren. Andere Menschen sind jedoch oft sehr unsicher, wie sie am besten helfen und unterstützen können. Diese Unsicherheit kann dazu führen, dass andere Sie nicht so unterstützen, wie Sie es am hilfreichsten empfinden würden. Einige Menschen mögen sich zurückhalten, weil sie Ihnen nicht zu nahe treten wollen. Andere mögen meinen, dass sie Ihnen mit unerwünschten Ratschlägen helfen. Da jeder Mensch anders ist, sollten Sie den Menschen in Ihrem Umfeld ruhig sagen, was für Sie persönlich am hilfreichsten ist. Es ist für andere nahestehende Menschen im Allgemeinen eine Erleichterung, wenn sie wissen, wie sie Sie am besten in der Erholung vom Trauma unterstützen können. Falls Sie sich Sorgen machen, dass Sie andere durch Ihre Rückmeldung verletzen könnten, so denken Sie daran, dass Sie deren gute Absicht würdigen (z. B. „Ich weiß, dass du mir helfen willst, und das freut mich") und dann konkret sagen, was Sie gern anders hätten und wie Sie sich dabei fühlen (z. B. „Du hast all diese guten Ideen, was mir helfen könnte, aber ehrlich gesagt, wenn ich all diese Ratschläge höre, fühle ich mich überfordert, ich kann im Moment nur kleine Fortschritte machen. Es wäre aber nett, wenn du mich dabei unterstützt. Ich würde zum Beispiel gern wieder schwimmen gehen, damit ich wieder fitter werde. Ich kann mich alleine aber so schlecht motivieren. Kannst du mal mitkommen, dann würde mir das leichter fallen?").

Sprechen/Schreiben über das Trauma

Wie in den vergangenen Kapiteln beschrieben, ist es nach einem traumatischen Erlebnis wichtig, die Erinnerung daran zu verarbeiten und sich damit auseinanderzusetzen, welche Bedeutung das Trauma für einen persönlich hat. Dabei ist es oft hilfreich, mit einem oder mehreren nahestehenden Menschen über das Erlebnis zu sprechen. Dies kann zunächst Überwindung kosten, da jegliche Erinnerung an das Trauma schmerzhaft ist und Sie vielleicht auch nahestehende Menschen vor schrecklichen Einzelheiten des Traumas schonen wollen. Beim Sprechen über das Erlebnis kann man sich jedoch über viele Dinge besser klar werden. Zum Beispiel machen sich viele Menschen nach einem traumatischen Erlebnis Vorwürfe und meinen, sie hätten es verhindern sollen. Im Gespräch mit anderen wird ihnen dann klar, dass sie wenig hätten ausrichten können, dass sie die Situation vielleicht sogar noch schlimmer hätten machen können, wenn sie anders gehandelt hätten, oder dass sie zum Zeitpunkt der Entscheidung noch nicht wissen konnten, wie alles ausgehen würde.

Viele Betroffene empfinden es auch als entlastend, das Erlebte sowie die damit verbundenen Gedanken und Gefühle aufzuschreiben. Auch dies wird Ihnen wahrscheinlich zunächst nicht leicht fallen, und Sie werden dies vielleicht als sehr schmerzhaft erleben. Trotzdem wissen wir, dass die Auseinandersetzung mit dem Trauma langfristig für eine Verarbeitung des Erlebten notwendig ist. Dieser seelische Heilungsprozess ist darin durchaus mit körperlichen Heilungsprozessen vergleichbar, an deren Beginn häufig auch ein unangenehmer oder sogar schmerzhafter Eingriff steht, der jedoch langfristig zu einer Heilung führen kann.

Manche Betroffene fühlen sich auch entlastet, wenn sie sich mit anderen Menschen treffen, die ähnliche Erlebnisse hatten. Für die Suche nach entsprechenden Selbsthilfegruppen haben wir im Anhang einige Informationen für Sie zusammengestellt (vgl. S. 74). Auch hier ist es ganz wichtig, dass Sie beobachten, ob Ihnen dieser Kontakt gut tut. Einige Betroffene beschreiben nämlich, dass sie die Teilnahme an Selbsthilfegruppen noch besorgter macht und das Leben dann noch mehr vom Trauma bestimmt scheint.

Vermeidung und übertriebene Sicherheitsmaßnahmen abbauen

Wie wir in Kapitel 2 beschrieben haben, vermeiden viele Menschen nach einem traumatischen Erlebnis bestimmte Orte, Situationen, Menschen oder Aktivitäten, die sie an das Trauma erinnern, oder treffen besondere Sicherheitsmaßnahmen. Das ist verständlich, denn die Erinnerungen an das Trauma sind sehr belastend und geben einem das Gefühl, dass die Welt sehr gefährlich ist. Wenn man jedoch nicht beginnt, sich nach und nach diesen Situationen wieder zu stellen, so führt dies langfristig dazu, dass das Leben immer mehr eingeschränkt wird, die Lebensqualität niedrig ist und das Trauma weiterhin das Leben dominiert. Man nimmt sich die Chance, herauszufinden, dass nichts Schlimmes passiert, wenn man keine besonderen Vorsichtsmaßnahmen trifft.

Um das Trauma hinter sich zu lassen und Ihr Leben zurückzuerobern, ist es daher notwendig, dass Sie Vermeidung und übertriebene Sicherheitsvorkehrungen nach und nach abbauen. Das heißt natürlich nicht, dass Sie sich in riskante Situationen begeben sollen, die alle Menschen gefährlich finden würden. Vielmehr geht es um Situationen, die vor dem Trauma zu Ihrem Alltag gehörten, die Ihnen jetzt aber aufgrund des Traumas gefährlicher erscheinen als anderen Menschen. Es ist hierbei sinnvoll, Schritt für Schritt vorzugehen, das heißt, zunächst einmal mit einfachen Situationen anzufangen und sich dann nach und nach zu den schwierigeren Situationen hochzuarbeiten. Wichtig hierbei ist, sich in diesen Situationen so zu verhalten, wie Sie es vorher getan haben, ohne besondere Sicherheitsmaßnahmen wie die Umgebung nach Gefahrenzeichen abzusuchen, Fluchtwege zu planen oder vorher Alkohol zu trinken.

Wenn die Situationen Erinnerungen an das Trauma auslösen, so sollten Sie sich vergegenwärtigen, dass das Trauma vorbei ist und die gegenwärtige Situation, in der Sie sich gerade befinden, anders ist als damals. Lenken Sie Ihre Aufmerksamkeit auf Ihre Umgebung und schauen sich genau an, was jetzt alles anders ist (statt sich auf Sie selbst, Ihre Erinnerungen und Gefühle zu konzentrieren).

Auslösern des Wiedererlebens auf die Spur kommen

Wie in Kapitel 2 beschrieben, werden belastende Erinnerungen an das Trauma oft durch Sinneseindrücke ausgelöst, die denen während des Traumas ähneln. Diese Auslöser sind oft nicht offensichtlich, und so scheinen die Erinnerungen plötzlich wie aus heiterem Himmel zu kommen. Ein erster Schritt, das ungewollte Wiedererleben in den Griff zu bekommen, ist daher, Detektivarbeit zu leisten: Können Sie herausfinden, welche Sinneseindrücke bei Ihnen Wiedererleben auslösen? Hier hilft Selbstbeobachtung. Wenn Ihnen plötzlich eine Traumaerinnerung in den Kopf kommt, pausieren Sie einen Moment und schauen sich in Ihrer momentanen Umgebung um. Haben Sie etwas gesehen, gehört, gerochen oder gefühlt, was so ähnlich war wie bei Ihrem Trauma? Haben Sie sich gerade in ähnlicher Weise bewegt oder Ihre Körperhaltung verändert?

Beispiele für mögliche Auslöser von Traumaerinnerungen

- *Nach Überfällen:* Schritte hören, Menschen mit ähnlichem Körperbau, Haaren oder Kleidung; ähnlicher Geruch (Schweiß, Alkohol, Parfüm); laute Stimmen; bestimmter Tonfall oder bestimmte Worte; Objekte oder Hände, die sich in Richtung des Kopfes bewegen; Geschmack von Blut; rote Flüssigkeiten.

- *Nach sexueller Gewalt:* Körperkontakt; Berührungen auf der Haut; Menschen mit ähnlichem Aussehen; Flüssigkeiten einer bestimmten Farbe oder Konsistenz; bestimmte Gerüche.
- *Nach Verkehrsunfällen:* Quietschen, Scherben, Lichter, Einschränkung der Bewegungsfreiheit, Sirenen, ähnliche Autos, Krankenwagen, Benzingeruch.
- *Nach Verletzungen/Operationen:* Berührung, Geruch, rote Dinge, Flüssigkeiten, nasses Gefühl auf der Haut (z.B. Duschen).
- *Nach Feuer:* Brenzliger Geruch, Feuerwerk, Grillen, Rauch, Kerzen, flackerndes Licht, orange Farbe.

Wenn man erst einmal erkannt hat, was die Erinnerungen auslöst, so ist es leichter, sich die Unterschiede bewusst zu machen und zu erkennen, dass heute keine Gefahr mehr droht. Je mehr Sie sich auf die Unterschiede konzentrieren, desto mehr werden sie erleben, dass das Trauma in der Vergangenheit ist und sie die gegenwärtige Gefahr überschätzt haben, weil ihre Wahrnehmung durch die Traumaerinnerung geprägt ist.

Merke

Einige Strategien können helfen, selbst besser mit dem Trauma fertig zu werden. Dazu gehört für viele Menschen, bewusst für sich selbst zu sorgen, Schritt für Schritt so viel wie möglich vom Leben vor dem Trauma zurückzuerobern oder neu aufzubauen, mit anderen Menschen über das Trauma zu reden oder darüber zu schreiben und nach und nach die Vermeidung schwieriger Situationen und übertriebene Sicherheitsmaßnahmen abzubauen. Auch kann es helfen, Auslöser des Wiedererlebens zu entdecken und sich bewusst zu machen, dass die Auslöser und die gegenwärtige Situation ganz anders als das Trauma sind.

Nicht für alle Menschen sind diese Strategien jedoch geeignet oder ohne Unterstützung von Fachleuten durchführbar. Sie sollten sich daher nicht mit diesen Maßnahmen quälen, wenn Sie das Gefühl haben, dass sie Ihnen nicht gut tun. Achten Sie darauf, welche der Hinweise Sie hilfreich finden und welche eher nicht. Falls Sie auch nach einiger Zeit noch keine Besserung Ihrer Symptome merken, sollten Sie eine psychotherapeutische Behandlung in Betracht ziehen.

3.2 Wann ist eine Behandlung sinnvoll?

Zur Beantwortung der Frage, wann eine Behandlung sinnvoll ist, muss zunächst einmal die Zeit, die seit dem Trauma verstrichen ist, berücksichtigt werden.

Die ersten Tage und Wochen nach dem Trauma

Wie in früheren Kapiteln beschrieben, erleben die meisten Menschen in den ersten Tagen oder auch Wochen nach einem Trauma belastende Reaktionen wie ungewolltes Wiedererleben, Schlaf- oder Konzentrationsprobleme, Schreckhaftigkeit oder Interesselosigkeit. Bei vielen Menschen tritt jedoch bald ein Erholungsprozess ein, und sie merken, dass sie mit dem Trauma immer besser fertig werden. In den meisten Fällen ist daher innerhalb des ersten Monats nach dem Trauma eine psychotherapeutische Behandlung nicht notwendig. Um Ihre eigenen Selbstheilungskräfte zu unterstützen, können Sie die in Kapitel 3.1 beschriebenen Hinweise ausprobieren. Sie sollten Ihrem eigenen Gefühl folgen, was Sie für sich als hilfreich erleben.

Nur wenn die Symptome sehr stark und beeinträchtigend sind und nicht schwächer werden, sollte eine frühe psychotherapeutische Behandlung in Erwägung gezogen werden.

Zwei bis drei Monate nach dem Trauma

Auch innerhalb der ersten drei Monate erholen sich viele Menschen noch alleine von diesen Symptomen. In dieser Phase hängt es sehr von der Schwere der Reaktionen auf das Trauma und von der Beeinträchtigung durch diese Reaktionen ab, ob eine Therapie zu empfehlen ist. Falls Sie sich durch die Symptome stark belastet fühlen, ist eine Behandlung empfehlenswert. Falls Sie jedoch das Gefühl haben, dass die Reaktionen immer besser werden, dann ist es in dieser Phase durchaus auch möglich, abzuwarten, ob eine weitere Erholung eintritt.

Mehr als drei Monate nach dem Trauma

Wenn bereits mehr als drei Monate nach dem Trauma vergangen sind und Sie weiterhin noch unter Symptomen der Posttraumatischen Belastungsstörung leiden, die Sie stark belasten, ist eine Behandlung zu empfehlen. Zwar ist auch in dieser Phase noch eine Besserung ganz ohne äußere Hilfe möglich, sie tritt aber nur noch seltener auf als innerhalb der ersten drei Monate nach einem Trauma.

Merke

Diese Empfehlungen sind lediglich als grobe Hinweise zu verstehen. Falls Sie sich unsicher sind, ob eine Behandlung in Ihrem Fall empfehlenswert ist, wenden Sie sich für eine weitere Beratung an einen Psychotherapeuten oder Ihren Hausarzt.

Wichtig: Falls Sie das Gefühl haben, überhaupt nicht mehr mit Ihrem Leben fertig zu werden oder sogar daran denken, sich das Leben zu nehmen, sollten Sie auf jeden Fall Hilfe suchen, unabhängig davon, wie viel Zeit seit dem Trauma bisher verstrichen ist.

3.3 Welche Behandlungsmöglichkeiten gibt es?

Es gibt eine Reihe von Behandlungsmöglichkeiten für die Posttraumatische Belastungsstörung. Man kann zunächst unterscheiden zwischen medikamentöser und psychotherapeutischer Behandlung. Es gibt verschiedene psychotherapeutische Ansätze, die sich in ihrer Wirksamkeit bei der Posttraumatischen Belastungsstörung unterscheiden. In internationalen Behandlungsleitlinien wird vor allem eine kognitiv-verhaltenstherapeutische Behandlung empfohlen, die sich gezielt auf die Erinnerungen an die traumatischen Erlebnisse konzentriert, oder die Methode des Eye Movement Desensitization and Reprocessing (EMDR). Diese Behandlungen haben in kontrollierten Therapiestudien die besten Ergebnisse erzielt. Im Anhang finden Sie eine Liste mit Internetadressen, wo Sie die Behandlungsleitlinien finden können (vgl. S. 72).

Im Folgenden geben wir zunächst einen Überblick über die verschiedenen Behandlungsmöglichkeiten und stellen dann genauer vor, was man bei einer kognitiv-verhaltenstherapeutischen Behandlung erwarten kann.

3.3.1 Medikamentöse Behandlung

Bei der medikamentösen Behandlung der Posttraumatischen Belastungsstörung werden vor allem verschiedene Gruppen von Medikamenten eingesetzt, die ursprünglich zur Behandlung von Depressionen entwickelt wurden. Am besten untersucht sind sogenannte selektive Serotonin-Wiederaufnahme-Hemmer (SSRIs), diese haben in Studien zu einer deutlichen Besserung der Symptome einer Posttraumatischen Belastungsstörung geführt.

Allerdings sind nach dem aktuellen Stand der Forschung diese Medikamente wahrscheinlich weniger effektiv als die kognitiv-verhaltenstherapeutische Behandlung und werden deshalb auch in Behandlungsrichtlinien nicht als Behandlungsmethode der Wahl bezeichnet, wenn eine kognitiv-verhaltenstherapeutische Behandlung möglich ist. Auch sind die Nebenwirkungen der Medikamente zu berücksichtigen (z. B. Übelkeit, Mundtrockenheit, schneller Herzschlag, Verlust der Libido). Darüber hinaus ist bisher noch unklar, ob die Wirkung auch dann noch anhält, wenn die Medikamente wieder abgesetzt werden. Abhängig machen diese Medikamente nach dem jetzigen Wissensstand nicht. Allerdings kann es Schwierigkeiten geben, wenn diese Medikamente abrupt abgesetzt werden. Das Absetzen sollte schleichend über mehrere Wochen unter ärztlicher Aufsicht geschehen.

Wenn zusätzlich zu den Symptomen der Posttraumatischen Belastungsstörung auch eine Depression vorliegt, kann jedoch eine Kombination aus Psychotherapie und medikamentöser Behandlung sinnvoll sein. Die medikamentöse Behandlung kann auch sinnvoll sein, wenn eine psychotherapeutische Behandlung nicht möglich ist (z. B. weil die Betroffenen weiterhin in akuter Gefahr leben).

3.3.2 Überblick über psychotherapeutische Verfahren

Kognitive Verhaltenstherapie. Die kognitive Verhaltenstherapie baut auf den Erkenntnissen der Psychologie des Lernens und Denkens auf. Eine Vielzahl von Methoden wurde entwickelt, um Veränderungen im Fühlen durch Veränderungen im Denken und Verhalten zu erreichen. Dabei arbeiten Therapeut und Klient zusammen und besprechen gemeinsam, wie es wahrscheinlich zu den Problemen kam, was die Probleme heute weiter aufrechterhält und welche Schritte zur Veränderung unternommen werden. Bei der Behandlung der Posttraumatischen Belastungsstörung lassen sich grob zwei Formen der kognitiven Verhaltenstherapie unterscheiden, je nachdem, ob der Schwerpunkt eher auf der Bewältigung des Alltags und der Symptome liegt (Stressbewältigungstraining) oder auf der Besprechung des Traumas und seiner Konsequenzen (Traumafokus).

Kognitive Verhaltenstherapie mit Traumafokus. Hier lernen Menschen mit Posttraumatischer Belastungsstörung, die Erinnerungen an das Trauma besser zu bewältigen und ihr Leben wieder in den Griff zu bekommen. Klient und Therapeut besprechen, was während des Traumas vorgefallen ist, was daran besonders belastend war und was den Klienten daran hindert, an sein früheres Leben wieder anzuschließen. Hierbei werden verschiedene Methoden eingesetzt, um die Erinnerung an das Trauma zu verarbeiten, beispielsweise das traumatische Erlebnis in der Vorstellung Schritt für Schritt vor dem inneren Auge nachzuerleben oder eine schriftliche Beschreibung des Ereignisses abzufassen. Die Bedeutung des Traumas für das jetzige Leben des Klienten wird genau besprochen. So kann der Klient mit Unterstützung des Therapeuten neue Sichtweisen entwickeln und mit dem Trauma abschließen. Auch erobert der Klient mit Hilfe des Therapeuten schrittweise sein Leben zurück, z. B. sucht er wieder Situationen auf, die er nach dem Trauma vermieden hat. Dieser Behandlungsansatz gilt heute nach internationalen Leitlinien als Behandlung der Wahl für die Posttraumatische Belastungsstörung. Wir werden daher später in Kapitel 3.3.3 genauer beschreiben, was man in dieser Therapie erwarten kann.

Stressbewältigungstrainings. Hier stehen Methoden zur besseren Bewältigung von Belastungen im Alltag im Mittelpunkt. In dieser Therapie werden Patienten Entspannungsverfahren, Atemtraining, Techniken zum Gedanken-Stopp, Selbstsicherheitstraining und Training im positiven Denken vermittelt. Diese Form der kognitiven Verhaltenstherapie ist weniger wirksam als diejenige mit Traumafokus.

Augenbewegungs-Desensibilisierungstherapie (EMDR). EMDR steht für die englische Bezeichnung *Eye Movement Desensitization and Reprocessing*. Dieser

Therapieansatz ähnelt der kognitiven Verhaltenstherapie mit Traumafokus. Auch bei dieser Therapieform stellen sich die Klienten das Trauma vor ihrem inneren Auge wieder vor, hier jedoch in einzelnen Bildern und für relativ kurze Zeit. Zusätzlich werden Patienten aber dazu angeleitet, mit den Augen den Finger des Therapeuten zu verfolgen, den er vor ihren Augen hin und her bewegt. Durch diese Augenbewegungen während der Beschäftigung mit einem Vorstellungsbild in Bezug auf das Trauma soll die Verarbeitung des Traumas gefördert werden. Die Klienten werden ermutigt, Assoziationen zu den Vorstellungsbildern weiterzuverfolgen. Alternativ zu den Augenbewegungen können auch andere Formen der Stimulation verwendet werden (z. B. akustische Signale). Die EMDR-Behandlung hat in mehreren Studien gute Erfolge gezeigt. Diese Methode kann daher neben der kognitiven Verhaltenstherapie mit Traumafokus als eine der wirksamsten Behandlungsformen gelten.

Klientenzentrierte Beratung/Gesprächspsychotherapie. Diese Therapieform basiert auf der Annahme, dass eine positive Beziehung zum Therapeuten dem Klienten hilft, Selbstheilungskräfte zu fördern. Durch die Exploration seiner Gefühle mit der Unterstützung des Therapeuten soll es dem Klienten möglich gemacht werden, Lösungen für seine Probleme selbst zu entdecken, z. B. Entscheidungen zu treffen oder Handlungsmöglichkeiten auszuprobieren. Bei dieser Therapieform bestimmt der Klient weitgehend, worüber in der Sitzung gesprochen wird. Der Therapeut unterstützt das Nachdenken des Klienten über seine Situation und das Ausloten seiner Gefühle, gibt jedoch keine Ratschläge außer allgemeinen Informationen zur Posttraumatischen Belastungsstörung. So wird ein Freiraum für den Klienten geschaffen, sich in einer sicheren Umgebung von den Folgen des Traumas freizumachen. Oft wird das Trauma bei dieser Therapieform wenig besprochen. In Studien zeigte sich, dass diese Therapieform zu einer Verringerung der Symptome der Posttraumatischen Belastungsstörung führte, jedoch weniger wirksam war als die kognitive Verhaltenstherapie mit Traumafokus oder die EMDR-Behandlung.

Psychodynamische bzw. tiefenpsychologische Therapien. Diese Therapiemethoden legen einen besonderen Wert auf unbewusste Vorgänge sowie die Bearbeitung von lebensgeschichtlich entwickelten Konflikten. Man geht davon aus, dass das Trauma einen unbewussten Konflikt ausgelöst hat, der in der Therapie in kleinen Dosierungen bewusst gemacht und bearbeitet wird. Hierbei werden verschiedene Methoden eingesetzt wie die Besprechung der Wünsche, Fantasien, Befürchtungen und Abwehrmechanismen des Klienten, die durch das Trauma ausgelöst wurden. Während die traditionelle Psychoanalyse einen Schwerpunkt auf die Interpretation der Fantasien des Klienten über den Therapeuten („Übertragung“) und umgekehrt („Gegenübertragung“) legt, um frühkindliche Konflikte zu bearbeiten, spielt dies in der Behandlung der Posttraumatischen Belastungsstörung weniger einer Rolle, da hier ein aktuelles Trauma im Vordergrund der Behandlung steht.

Ein tiefenpsychologischer Ansatz, der speziell zur Behandlung der Posttraumatischen Belastungsstörung entwickelt wurde, ist die *Psychodynamisch-Imaginative Trauma Therapie*, die aus drei Phasen besteht: Nach einer Stabilisierungsphase, in der es um den Aufbau von Ressourcen und den Abbau von Ängsten und Belastungen geht, findet in der Traumakonfrontationsphase die Auseinandersetzung mit dem Trauma statt. Den Abschluss bildet die sogenannte Integrationsphase, in der die Klärung von Sinnfragen sowie eine grundsätzliche Neuorientierung des Lebens im Vordergrund steht.

Trotz der langen Tradition tiefenpsychologischer Behandlungen gibt es außer Fallbeschreibungen bisher wenig Anhaltspunkte zur Wirksamkeit dieser Therapiemethoden.

Merke

In der Praxis werden verschiedene Therapien zur Behandlung der Posttraumatischen Belastungsstörung eingesetzt. Eine gute Wirksamkeit ist bisher aber nur für zwei Therapieverfahren nachgewiesen, nämlich für die *Kognitive Verhaltenstherapie mit Traumafokus* sowie für *EMDR*. Nach den zurzeit gültigen internationalen Behandlungsrichtlinien sollte daher bei Vorliegen einer Posttraumatischen Belastungsstörungen eine dieser beiden Therapieverfahren zum Einsatz kommen.

3.3.3 Kognitiv-verhaltenstherapeutische Behandlung mit Traumafokus, was passiert in dieser Therapie?

Die kognitiv-verhaltenstherapeutische Behandlung mit Traumafokus gilt neben der EMDR-Methode heute als Behandlung der Wahl bei der Posttraumatischen Belastungsstörung. Wir wollen daher beschreiben, wie eine solche Behandlung aussieht. Die Behandlung hat drei Phasen: In der Eingangsphase wird eine vertrauensvolle Beziehung zwischen Therapeut und Klient aufgebaut, und es wird ein gemeinsames Verständnis für die Probleme des Klienten entwickelt. In der Hauptphase findet dann die Arbeit an den Problemen statt, die bisher eine Erholung von der Posttraumatischen Belastungsstörung verhindert haben. In der Abschlussphase wird besprochen, was der Klient in der Therapie gelernt hat und wie er mit etwaigen Rückschlägen umgehen kann.

Eingangsphase

In der Eingangsphase geht es zunächst einmal darum, dass der Therapeut feststellt, ob die Therapie für Sie geeignet ist, und dass Sie den Therapeuten und das Therapiekonzept kennenlernen. Der Therapeut wird sich bewusst sein, wie wichtig es ist, dass Sie Vertrauen fassen und sich in der Therapiesituation sicher fühlen, bevor die eigentliche Therapie beginnt. Das Vertrauen in andere Menschen ist nach einem traumatischen Erlebnis oft erschüttert, und Ihr Therapeut wird hierfür Verständnis haben. Traumatherapeuten wissen, wie schwierig es ist, über ein Trauma zu sprechen, und werden Sie nicht zwingen, über schwere Momente zu sprechen, bevor Sie dazu bereit sind.

Um festzustellen, ob der Therapieansatz für Sie geeignet ist, wird Ihnen der Therapeut zunächst einmal Fragen dazu stellen, welche Reaktionen auf das Trauma Sie zurzeit belasten und welche Lebensbereiche davon beeinträchtigt sind. Er wird Sie fragen, was Sie gern in der Therapie erreichen möchten, und wird Sie auch bitten, kurz zu schildern, was für ein traumatisches Erlebnis Sie hinter sich haben, um sich ein Bild machen zu können. Es wird aber Ihnen überlassen, wie viele Einzelheiten Sie preisgeben möchten. Traumatherapeuten sind darin geschult, auch die entsetzlichsten Einzelheiten von traumatischen Erlebnissen zu verkraften, Sie brauchen also nichts zurückzuhalten. Viele Menschen empfinden es als sehr hilfreich, ihr Erlebnis einmal ohne Rücksicht auf andere frei schildern zu können, und empfinden es als wohltuend, dass Ihnen jemand mal so richtig zuhört.

Außerdem wird es im Gespräch um Ihre allgemeine Lebenssituation im Vergleich von vor und nach dem Trauma sowie um mögliche weitere Probleme in Ihrem Leben gehen. Ziel dieser Fragen ist es, herauszufinden, ob Sie an einer Posttraumatischen Belastungsstörung leiden, welche anderen oder zusätzlichen Probleme vorliegen und wie sich die Probleme bei Ihnen entwickelt haben. Dies dient als Grundlage dafür, zu entscheiden, ob eine kognitiv-verhaltenstherapeutische Behandlung der Posttraumatischen Belastungsstörung zum gegenwärtigen Zeitpunkt für Sie empfehlenswert erscheint oder ob es notwendig ist, zunächst andere Probleme zu bearbeiten.

Phase 2: Therapie

Die eigentliche Therapie besteht aus verschiedenen Bausteinen:

Die Probleme verstehen und Ziele für die Behandlung entwickeln. Zunächst besprechen Sie mit Ihrer Therapeutin, wie sich Ihre Probleme entwickelt haben und warum sie bisher nicht von alleine wieder weggegangen sind. Für viele Betroffene bieten die in Kapitel 2 dargestellten psychologischen Faktoren bereits eine passende Erklärung. Zur Erinnerung seien im Folgenden die wichtigsten Punkte noch einmal zusammengefasst:

Merke

Die Symptome der Posttraumatischen Belastungsstörung sind eine normale Reaktion auf außergewöhnlich entsetzliche Erlebnisse. Sie sind völlig verständlich und zeigen, dass Körper und Geist damit beschäftigt sind, mit dem Trauma fertig zu werden.

Die Posttraumatische Belastungsstörung wird durch drei wichtige Faktoren aufrechterhalten:

1. Das traumatische Erlebnis ist in Rohform im Gedächtnis gespeichert. Es kann daher besonders leicht durch passende Reize abgerufen werden und erscheint in „Hier-und-Jetzt"-Form.
2. Das Erlebnis und/oder seine Konsequenzen führen dazu, dass Sie anders über die Welt, andere Menschen oder sich selbst denken.
3. Einige Dinge, die Sie bisher getan haben, um Ihre Symptome in den Griff zu bekommen, verhindern eine Besserung.

Hinzukommen können andere Faktoren, die für Sie persönlich von Bedeutung sind. Vor dem Hintergrund des gemeinsamen Verständnisses der Probleme werden Sie dann gemeinsam mit der Therapeutin entscheiden, welche Schritte im Rahmen der Therapie unternommen werden sollten, um die Posttraumatische Belastungsstörung zu überwinden. Diese werden in der Regel folgende Maßnahmen enthalten:

Die Erinnerung an das Trauma als etwas Vergangenes erlebbar machen. Wir haben oben dargestellt, dass eines der belastendsten Symptome der Posttraumatischen Belastungsstörung das ungewollte Wiedererleben des Traumas ist. Ein wichtiger Teil der Behandlung hat zum Ziel, die Erinnerung an das Trauma so zu verändern, dass sie nicht mehr wie im „Hier und Jetzt“ erlebt wird, sondern als Teil der Vergangenheit. Wie in Peters Beispiel (vgl. Kapitel 2.1) erleben viele Menschen mit Posttraumatischer Belastungsstörung erneut Todesangst, wenn sie die schlimmsten Momente des Traumas wiedererleben. Natürlich wissen sie, dass sie das Trauma überlebt haben, sie können aber beim Wiedererleben dieses Wissen nicht mit den schlimmsten Momenten zusammenbringen. Ziel der Therapie ist es also, die schlimmsten Momente in der Traumaerinnerung zu verknüpfen mit anderem Wissen, dass die schlimmsten Momente in anderem Licht erscheinen lässt, in Peters Beispiel also den Moment während des Traumas „Das überlebe ich nicht. Ich werde meine Kinder nie wiedersehen“ mit dem Wissen zu verknüpfen „Ich habe es überlebt und lebe weiterhin mit meiner Familie“.

Leider gibt es keine Zaubertricks, die dies ohne Arbeit und Schmerz erreichen. Es erfordert eine aktive Auseinandersetzung mit der Erinnerung, die geordnet und verarbeitet werden muss. An früherer Stelle haben wir das Traumagedächtnis mit einem Schrank verglichen, in den viele Dinge ganz schnell hineingeworfen wurden, so dass die Tür nicht ganz schließen kann und stattdessen immer wieder aufgeht und Dinge herausfallen. An diesem Bild lässt sich die Aufgabe der Therapie noch einmal verdeutlichen: Um die Tür schließen zu können, ist es notwendig, den Schrank aufzuräumen. Das bedeutet, die einzelnen Dinge noch einmal herauszunehmen, genau anzuschauen, evtl. noch einmal neu aufzufalten, und zu entscheiden, an welcher Stelle des Schranks sie aufbewahrt werden sollen. Wenn alle Dinge so einsortiert wurden, kann die Tür des Schranks geschlossen werden und sie geht nicht mehr von allein auf. Auf die Traumaerinnerung bezogen heißt dies, dass es notwendig ist, sich im geschützten Rahmen der Therapie mit der Erinnerung an das traumatische Erlebnis auseinanderzusetzen.

Diese Auseinandersetzung mit der Traumaerinnerung kann auf verschiedene Art und Weise geschehen. Üblicherweise wird die Therapeutin Sie bitten, das Trauma mehrmals vor Ihrem inneren Auge noch einmal von Anfang bis Ende durchzugehen und ihr dabei genau zu beschreiben, was passiert ist und welche Sinneseindrücke, Gedanken, Gefühle und Körperempfindungen Sie hatten. Dies hört sich zunächst vielleicht einmal erschreckend an, gerade wenn Sie sich zuvor immer sehr angestrengt haben, die belastenden Erinnerungen aus dem Kopf zu drängen. Mit Unterstützung der Therapeutin werden Sie jedoch die therapeutische Auseinandersetzung mit der Erinnerung so durchführen, dass es für Sie nicht überwältigend ist. Anders als bei den Flashbacks werden Sie sich stets bewusst sein, dass das Trauma jetzt vorbei ist und dass Sie sich mit der Erinnerung auseinandersetzen. Auch behalten Sie die ganze Zeit über die Kontrolle, wann und wie Sie die Erinnerungen abrufen. Ihre Therapeutin wird Sie zu nichts zwingen. Es gibt auch andere hilfreiche Formen der Auseinandersetzung mit dem Trauma, z. B. das Schreiben über das Erlebnis.

Auslöser des Wiedererlebens entdecken. Ungewollte Erinnerungen an das Trauma können oft durch eine Vielzahl von Reizen ausgelöst werden, so z. B. Gespräche über das Trauma, Nachrichten über ähnliche Ereignisse oder die Konfrontation mit Situationen, Orten oder Menschen, die mit dem Trauma in Verbindung stehen. Darüber hinaus scheinen lebhafte Traumaerinnerungen häufig jedoch auch unerwartet „aus dem Nichts" aufzutauchen. Wie wir in Kapitel 2 beschrieben haben, liegt das daran, dass nicht nur Dinge, die von ihrer Bedeutung her direkt mit dem Trauma zusammenhängen, Erinnerungen auslösen können, sondern gerade auch Auslösereize, die den Sinneseindrücken, die während des Traumas wahrgenommen wurden, lediglich ähnlich sind. Dazu können beispielsweise Objekte gehören, die im Raum waren, bestimmte Geräusche, Lichtverhältnisse, Körperhaltungen oder Ähnliches. In der Therapie werden Sie daher gemeinsam mit Ihrer Therapeutin versuchen, Auslöser für die Traumaerinnerungen zu entdecken. Dazu ist „Detektivarbeit" erforderlich.

Beispiel

Monika berichtet, dass sie beim Abwaschen plötzlich Bilder von ihrem Unfall vor sich sah und das Gefühl hatte, dass ihr Herz stehen blieb. Beim genaueren Gespräch darüber stellte sie fest, dass sie sich kurz zuvor nach links umgedreht hatte, um das Geschirrhandtuch vom Haken zu nehmen. Während des Unfalls hatte sie sich auch nach links umgedreht, als ein anderes Fahrzeug von hinten auf sie aufprallte und seitlich an ihrem Auto entlangschlitterte. Diesen Zusammenhang hatte sie bisher nicht erkannt.

Die Detektivarbeit zum Entdecken von Auslösern der Erinnerungen ist in verschiedener Hinsicht nützlich. Zum einen führt sie dazu, dass man sich den Erinnerungen nicht mehr hilflos ausgeliefert fühlt und weiß, warum sie gerade in diesem Moment auftraten. Zum anderen kann man sich dann bewusst mit diesen Auslösern aussetzen und in der Therapie besprechen, in welcher Hinsicht sich die Situation *jetzt* von der Situation *damals,* d.h. während des Traumas, unterscheidet. Diese Unterscheidung zwischen *jetzt* und *damal*s hilft dabei, die Häufigkeit ungewollter Erinnerungen zu reduzieren.

Beispiel (Fortsetzung)

In der folgenden Woche beobachtete Monika, was passierte, wenn sie sich nach links und nach rechts umdrehte. Sie erkannte, dass die Erinnerungen und körperlichen Reaktionen nur durch Umdrehen nach links ausgelöst wurden. Dadurch wurde das Auftreten der Bilder aus dem Unfall vorhersagbarer und weniger belastend. Im Laufe der Zeit verschwanden sie, da Monika immer besser in der Lage war, das Umdrehen im *Jetzt* vom Umdrehen während des Unfalls *(Damals)* zu unterscheiden.

Auseinandersetzung mit Veränderungen in Selbstbild und Weltsicht. Neben der Beschäftigung mit der Erinnerung an das Trauma werden Sie sich in der Therapie damit auseinanderzusetzen, wie das Trauma Ihr Selbstbild und Ihre Sichtweise über andere Menschen oder die Welt beeinflusst hat. Hierbei ist die ganz persönliche Bedeutung dessen, was Sie erlebt haben, ausschlaggebend. Diese persönliche Bedeutung kann über das Trauma hinaus bedrohlich sein und das gegenwärtige Leben dominieren. Die Inhalte sind von Mensch zu Mensch verschieden. So machen sich z.B. viele Betroffene starke Selbstvorwürfe, während bei anderen Ärger im Vordergrund steht. Wieder andere haben das Gefühl, niemandem mehr richtig vertrauen zu können oder sich an keinem Ort mehr sicher fühlen zu können. Nach einem Trauma beschäftigen sich viele Menschen außerdem mit der Frage, ob sie irgendetwas hätten tun können, um das Trauma zu verhindern, oder ob sie sogar die Schuld daran tragen, dass gerade ihnen das Ereignis passiert ist.

In der Therapie werden Sie mit der Therapeutin ausführlich besprechen, was das Trauma für Sie persönlich bedeutet und welche Schlussfolgerungen Sie bisher gezogen haben. Im Gespräch werden Sie neue Gesichtspunkte finden, die Ihnen helfen werden, eine neue Sichtweise zu entwickeln und mit dem Trauma abzuschließen.

Beispiel

Sabine sprach mit ihrer Therapeutin über ihre Überzeugung, sie hätte sich gegen den Täter mehr wehren sollen. Hier war es wichtig, die Gründe für ihr Verhalten während des Traumas genau zu betrachten. Auch wenn es ihr im Nachhinein so erschien, als hätte sie die Vergewaltigung verhindern können, wenn sie sich mehr gewehrt hätte, zeigte die genauere Betrachtung aller Umstände, dass dies sehr unwahrscheinlich war. Der Täter war viel kräftiger als Sabine, hatte ein Messer und hatte gedroht, sie umzubringen. Es sprach alles dafür, dass er es ernst meinte. Außerdem war Sabine während des Traumas vor Angst wie gelähmt und hätte nicht effektiv mit dem Täter kämpfen können. Sabine stellte sich mit Hilfe der Therapeutin vor, was passiert wäre, wenn sie sich gewehrt hätte, und fand dabei heraus, dass der Täter sie aller Wahrscheinlichkeit nach zumindest schwer verletzt hätte. Sabine kam zu dem Schluss, dass sie das Beste getan hatte, was unter den Umständen möglich war. Dies milderte ihre Schamgefühle. Aber sie befürchtete, dass andere schlecht über sie denken könnten, wenn sie wüssten, dass sie sich nicht gewehrt hatte. Sabine formulierte zusammen mit ihrer Therapeutin eine Umfrage, wie andere Frauen sich in dieser Situation verhalten würden. Die Therapeutin holte die Meinung anderer Frauen ein, die alle angaben, dass sie die Anweisungen des Täters befolgt hätten. Dies war sehr erleichternd für Sabine, und sie schämte sich nicht mehr.

Veränderung nicht hilfreicher Verhaltensweisen. Vermeidung von Gedanken, Erinnerungen, Situationen oder Orten, die mit dem Trauma zu tun haben, übertriebene Vorsichtsmaßnahmen, Grübeln, übermäßige Wachsamkeit, Überbehütung von Angehörigen, sozialer Rückzug, verstärkter Konsum von Alkohol, Medikamenten oder Drogen – all dies sind Beispiele für Verhaltensweisen, die viele Menschen nach einem Trauma einsetzen, um mit dem Trauma und der dadurch ausgelösten Belastung besser umgehen zu können. Wie wir jedoch gesehen haben, erschweren viele dieser Verhaltensweisen langfristig eine Bewältigung des Traumas und schränken das Leben unnötig sein. Ein weiterer Baustein der Behandlung besteht daher darin, herauszufinden, welche Verhaltensweisen für die Verarbeitung des Traumas hinderlich sind, und diese nach und nach abzubauen.

Beispiele

- *Abbau unnötiger Vorsichtsmaßnahmen:* Robert überprüfte mithilfe seines Therapeuten die Effekte seiner Vorsichtsmaßnahmen auf sein Befinden und seine Überzeugung, andere Menschen seien gefährlich. Er ging zunächst unter Begleitung des Therapeuten an der Hausseite des Bürgersteigs entlang, ohne ein Messer dabei zu haben und ohne andere Menschen ständig im Auge zu behalten. Es hatte vorhergesagt, dass dies mit großer Wahrscheinlichkeit dazu führen würde, dass sie überfallen würden. Zu seiner Überraschung nahmen andere Leute kaum Notiz von ihm und niemand überfiel ihn. Auch fühlte er sich ohne Vorsichtsmaßnahmen weniger ängstlich als mit Vorsichtsmaßnahmen. In der Folge führte er weiter Experimente durch, in denen er sich in der Öffentlichkeit ohne besondere Vorsichtsmaßnahmen bewegte und die Schlösser in seinem Haus nur einmal täglich kontrollierte. Er wurde nicht überfallen und konnte so seine Überzeugung revidieren, dass ein neuer Überfall bevorstand, falls er ihn nicht durch besondere Vorsichtsmaßnahmen verhinderte.
- *Abbau von Grübeln:* Hans wurde auf dem Weg zu seiner Stammkneipe beim Überqueren einer Straße von einem Auto angefahren und schwer verletzt. Er hatte starke Schuldgefühle seiner Familie gegenüber und grübelte mehrere Stunden pro Tag darüber nach, wie viel besser es seine Familie hätte, wenn er an diesem Tag zu Hause geblieben wäre, wie nutzlos er seitdem war und wie der Fahrer des Autos sein Leben ruiniert hatte. Im Gespräch mit der Therapeutin wurde ihm klar, dass er sein damaliges Verhalten im Nachhinein beurteilte, mit dem heutigen Wissen, was passiert ist. Damals jedoch hatte er nicht vorhersehen können, dass der Unfall passieren würde. Insofern traf ihn keine Schuld. Auch wurde ihm klar, dass das Grübeln weder ihm noch seiner Familie half, da es ihn noch niedergeschlagener und reizbarer machte. Er lernte, beginnende Grübelphasen zu erkennen und sich dann mit anderen Dingen zu beschäftigen, wie z.B. sich körperlich zu betätigen oder mit seinen Kindern zu spielen.

Das Leben zurückerobern/neu aufbauen. Schließlich wird Ihnen die Therapeutin dabei helfen, nach und nach das Leben, das Sie vor dem Trauma geführt haben, zurückzuerobern bzw. neu aufzubauen. Dazu werden Sie zunächst gemeinsam mit der Therapeutin besprechen, in welcher Hinsicht sich Ihr Leben seit dem Trauma geändert hat, z.B. welche Aktivitäten oder Kontakte Sie seit dem Ereignis aufgegeben haben bzw. durch das Trauma nicht möglich waren.

Dann werden Sie mit Unterstützung der Therapeutin planen, wie Sie Schritt für Schritt so viel wie möglich von Ihrem alten Leben wieder aufnehmen bzw. ein neues Leben aufbauen können. Die Therapeutin wird mit Ihnen Ihre Bedenken besprechen und helfen, etwaige Probleme zu lösen. Falls bestimmte Dinge, die sie früher getan haben, nicht mehr möglich sind, so werden Sie überlegen, was Sie stattdessen tun können.

Beispiele

- Stefan, der regelmäßig in seinem Verein Fußball spielte, konnte nach einem schweren Verkehrsunfall sein Hobby aufgrund einer Fußverletzung nicht mehr ausüben. Er trat aus dem Verein aus und verbrachte viel Zeit zu Hause vor dem Fernseher. Dies führte zu einer starken Gewichtszunahme, über die er unglücklich war. Stefan besprach mit seinem Therapeuten, dass er auf eine andere Sportform ausweichen könnte, die nicht belastend für den Fuß war. Er probierte, ob Schwimmen möglich war. Er trat einem Schwimmverein bei und ging regelmäßig schwimmen. Dies half ihm, sein Gewicht zu reduzieren.
- Marion ist in Folge der Gewalterfahrungen in ihrer Partnerschaft in eine neue Stadt gezogen. Dort lebt sie sehr zurückgezogen und hat kaum soziale Kontakte. Gemeinsam mit ihrer Therapeutin hat sie daran gearbeitet, neue Kontakte aufzubauen. Sie begann, sich ehrenamtlich zu engagieren und lernte darüber Menschen kennen, mit denen sie gerne zusammen war.

Merke

Die Hauptphase der Behandlung bei der Posttraumatischen Belastungsstörung besteht in der Regel aus folgenden Bausteinen:

- Verständnis dafür entwickeln, wie sich die Probleme entwickelt haben und was eine Besserung verhindert.
- Auseinandersetzung mit dem Trauma, um die Erinnerung zu ordnen und zu verarbeiten.
- Entdecken von Auslösern der Erinnerungen.
- Gespräche über persönliche Bedeutung des Traumas und Veränderungen in Selbstbild und Weltsicht.
- Veränderung nicht hilfreicher Verhaltensweisen.
- Das Leben zurückerobern.

Phase 3: Abschluss

Wenn eine Besserung eingetreten ist, wird es in der letzten Phase der Behandlung darum gehen, Bilanz zu ziehen, was Sie in der Therapie darüber gelernt haben, wie es zu Ihren Problemen kam, was sie aufrechterhalten hat und wie Sie eine Veränderung herbeigeführt haben. Auch werden Sie mit Ihrer Therapeutin planen, woran Sie noch weiter arbeiten möchten, welche Probleme dabei auftreten könnten und wie Sie mit diesen Problemen umgehen können. Schließlich wird es auch darum gehen, möglichen Rückfällen vorzubeugen. Dazu gehört es, zu besprechen, was Sie unternehmen können, falls Ereignisse eintreten, die die Belastung durch das Trauma verstärken (z.B. Jahrestage; Erlebnisse, die Sie sehr stark an das Trauma erinnern; neue belastende Ereignisse).

Abstimmung der Therapie auf individuelle Probleme

Nicht bei allen Betroffenen stehen nach einem Trauma die gleichen Probleme im Vordergrund. Daher wird Ihre Therapeutin den genauen Verlauf der Therapie auf Ihre individuellen Probleme sowie Ihre Ziele abstimmen. Die beschriebenen Bausteine haben sich bei den meisten Patienten mit einer Posttraumatischen Belastungsstörung bewährt. Reihenfolge und Gewichtung der einzelnen Bausteine hängen jedoch von den individuell unterschiedlichen Traumaerinnerungen und ihren Auslösern, Bedeutungen des Traumas und Verhaltensweisen ab. Außerdem kann in einigen Fällen die Ergänzung weiterer Bausteine notwendig sein.

Behandlung zusätzlicher Probleme

Falls zusätzlich zu den beschriebenen Symptomen der Posttraumatischen Belastungsstörung andere Probleme vorliegen, kann der Behandlungsplan durch weitere Bausteine ergänzt werden, die speziell auf diese Probleme abgestimmt sind. Beispiele wären Maßnahmen zur Behandlung von Depressionen, Suizidgedanken, besonders stark ausgeprägten Schlafstörungen, Alkohol- oder Medikamentenproblemen, Problemen im Umgang mit den eigenen Gefühlen, selbstverletzendem Verhalten (z.B. Schneiden oder Verbrennen) oder Essstörungen. Bei ausgeprägten Problemen in der Partnerschaft, die mit der

Posttraumatischen Belastungsstörung in Verbindung stehen, kann auch das Einbeziehen des Partners oder der Partnerin in einen Teil der Sitzungen sinnvoll sein.

3.4 Was kann ich zu meiner Behandlung beitragen?

Für die beschriebene kognitiv-verhaltenstherapeutische Behandlung ist Ihre aktive Mitarbeit entscheidend. Diese Therapie beruht auf der Zusammenarbeit zwischen Klient und Therapeut, und Sie überlegen und entscheiden gemeinsam, welche Schritte Sie als nächstes tun, um das Trauma zu verarbeiten und Ihr Leben zurückzuerobern. Dazu gehört, dass Sie Ihrem Therapeuten auch mitteilen, wenn Ihnen das Ziel einer bestimmten Maßnahme nicht klar ist oder Sie Zweifel an bestimmten Bausteinen der Therapie haben. Auch wenn Sie sich aus irgendeinem Grund in der Therapiesitzung nicht sicher oder aufgehoben fühlen, sollten Sie dies dem Therapeuten mitteilen.

Für einen Erfolg der Behandlung ist es außerdem notwendig, die in den Therapiesitzungen erworbenen Kenntnisse und Fähigkeiten im Alltag umzusetzen. Zu diesem Zweck vereinbaren Sie mit dem Therapeuten in jeder Sitzung „Hausaufgaben“, in denen Sie das in der Therapie Gelernte weiter vertiefen und im Alltag umsetzen. Ergebnisse der Forschung zur Wirksamkeit von Psychotherapie haben gezeigt, dass die regelmäßige Durchführung von Hausaufgaben den Erfolg der Therapie deutlich steigern kann.

Schließlich ist es bei dieser Form der Behandlung wichtig, nicht zu früh aufzugeben. Die ersten Sitzungen während der diagnostischen Phase sind zunächst dazu geeignet, den Therapeuten genauer kennenzulernen und zu entscheiden, ob Sie sich in der Therapiesituation verstanden und sicher fühlen. Am Ende der diagnostischen Phase sollte dann eine Entscheidung für oder gegen eine Therapie fallen. Falls Sie sich für eine Behandlung entscheiden, sollten Sie diese auch möglichst bis zum Ende durchführen. Es braucht häufig ein wenig Zeit, bevor Sie die ersten positiven Effekte der Behandlung spüren können. Daher wäre es voreilig, die Therapie zu früh abzubrechen, wenn sich noch kein Erfolg eingestellt hat.

3.5 Was kann ich von der Behandlung erwarten?

Die Posttraumatische Belastungsstörung ist eine psychische Störung, die in der Regel mit gutem Erfolg behandelt werden kann. Insbesondere die kognitive Verhaltenstherapie hat sich in vielen Therapiestudien als sehr wirksam erwiesen. Die meisten Patienten erleben durch die Therapie eine deutliche Besserung Ihrer Probleme und haben am Ende der Behandlung keine Posttraumatische Belastungsstörung mehr. Auch wenn einige Patienten nach der Therapie das Trauma noch nicht vollständig bewältigt haben, so hat die Therapie in den meisten Fällen aber eine Veränderung angestoßen, die sie selbst weiterführen können.

In der Regel werden für eine kognitiv-verhaltenstherapeutische Behandlung von den Krankenkassen zwischen 24 und 60 Sitzungen von 50 Minuten Dauer genehmigt. Am Anfang der Behandlung sollten Sie Doppelsitzungen von 100 Minuten mit Ihrer Therapeutin vereinbaren, damit genügend Zeit ist, über das Trauma zu sprechen. Falls zusätzliche Probleme vorliegen, kann eine Verlängerung der Therapie bei der Krankenkasse beantragt werden.

3.6 Was hält Sie vielleicht davon ab, eine Behandlung aufzusuchen?

Es gibt eine Reihe von Gründen, die Menschen mit einer Posttraumatischen Belastungsstörung davon abhalten kann, sich in Behandlung zu begeben. So haben einige Betroffene das Gefühl, dass sie ihre Probleme auf jeden Fall alleine lösen müssen und es ein Zeichen von Schwäche oder Versagen ist, wenn sie es nicht schaffen, das Trauma allein zu bewältigen. Manche Betroffene befürchten, dass andere Menschen schlecht über sie denken, wenn sie erfahren, dass sie sich in Psychotherapie befinden. Es ist hier wichtig, sich klarzumachen, dass das Trauma ein außergewöhnliches Ereignis ist, das sich dadurch auszeichnet, dass es unsere normalen Bewältigungsfähigkeiten überfordert. Die Posttraumatische Belastungsstörung ist eine normale Reaktion auf ein extremes Ereignis. Der Anspruch, auf alle Fälle allein damit fertig werden zu müssen, ist daher für dieses Problem nicht angemessen. Therapeutische Hilfe in Anspruch zu nehmen zeugt bei einer Posttraumatischen Belastungsstörung vielmehr von einer besonderen Einsicht und dem Mut, sich dieser Herausforderung zu stellen.

Andere Betroffene zögern, sich in eine Behandlung zu begeben, weil die Aussicht, über das Trauma zu sprechen, sie abschreckt. Wie wir gesehen haben, ist die Auseinandersetzung mit dem Trauma in der Therapie wichtig, um die Erinnerung an das Trauma als etwas Vergangenes wahrnehmen zu lernen und Alpträume und das ungewollte Wiedererleben abzubauen. Therapeuten haben Verständnis dafür, dass die Auseinandersetzung mit der Erinnerung an das Trauma schwierig ist, und werden Sie behutsam unterstützen. Sie werden Ihnen die Kontrolle für jeden Schritt der Therapie geben und sind geschult darin, Sie so anzuleiten, dass die Auseinandersetzung mit dem Trauma nicht überwältigend wird.

4 Was kann ich als Angehöriger tun?

Dieses Kapitel haben wir speziell für Angehörige von Menschen, die ein traumatisches Erlebnis hatten, geschrieben. Aus Forschungsstudien wissen wir, dass die Unterstützung durch andere Menschen bei der Bewältigung eines Traumas sehr hilfreich sein kann. So können verständnisvolle Angehörige den Betroffenen helfen, traumatische Erlebnisse zu überwinden. Angehörige fühlen sich jedoch häufig unsicher, wie sie sich gegenüber dem Menschen, der das Trauma erlebt hat, verhalten sollen. Auch sind sie oft selbst durch die traumatischen Erlebnisse schockiert oder durch die Folgeerscheinungen wie Schlafstörungen mitbelastet. Weiterhin ist es für sie natürlich nicht leicht, die Veränderungen im Verhalten der Betroffenen zu verstehen, wenn sie nicht über die Posttraumatische Belastungsstörung informiert sind. Selbst wenn sie darüber informiert sind, kann es trotzdem schwierig sein, im Alltag immer den Zusammenhang zwischen dem Trauma und dem veränderten Verhalten wie Reizbarkeit, Vermeidung von früher wichtigen Aktivitäten oder auch innerem Rückzug zu erkennen und nicht persönlich zu nehmen. So kann die Posttraumatische Belastungsstörung auch für Angehörige sehr anstrengend und belastend sein. Falls es Ihnen als Angehörige eines Menschen mit einer Posttraumatischen Belastungsstörung auch so geht, finden Sie im Folgenden einige Hinweise dazu, wie Sie versuchen können, mit dieser schwierigen Situation umzugehen.

Sich informieren

Ein erster Schritt, den Sie als Angehöriger unternehmen können, ist, sich über die typischen Folgen traumatischer Erlebnisse und die Kennzeichen einer Posttraumatischen Belastungsstörung zu informieren. Dies kann Ihnen helfen, besser zu verstehen, warum die Ihnen nahestehende Person sich in einigen Situationen plötzlich anders verhält als früher. In den Kapiteln 1 und 2 dieses Ratgebers finden Sie Informationen über die Posttraumatische Belastungsstörung, die zwar in erster Linie für Betroffene geschrieben worden sind, jedoch auch für Sie als Angehöriger hilfreich sein können.

Zuhören

Betroffenen fällt es häufig schwer, über ihre traumatischen Erlebnisse zu sprechen. Wenn Ihr Angehöriger Ihnen von dem Erlebnis berichtet, ist das Beste, was Sie tun können, ihm einfach zuzuhören. Obwohl es gut gemeint ist, äußern viele Betroffene, dass sie es nicht mögen, wenn Angehörige oder andere Personen sagen „Ich weiß, wie du dich fühlst" oder das traumatische Erlebnis mit einer eigenen Erfahrung vergleichen. Sie können also am besten Ihr Mitgefühl und Ihre Unterstützung deutlich machen, indem Sie Ihrem Angehörigen aufmerksam zuhören, wenn er oder sie sich in der Lage fühlt, über die eigene Erfahrung zu sprechen.

Umgang mit Angst und Erinnerungen

Nach einem traumatischen Erlebnis erscheint die Welt den Betroffenen häufig viel gefährlicher als zuvor, so, als lauere hinter jeder Ecke Gefahr. Darüber hinaus werden sie oft von belastenden Erinnerungen gequält, die plötzlich auftreten und unkontrollierbar und überwältigend erscheinen. Daher kann es sein, dass Sie bei Ihrem Angehörigen beobachten, dass er manchmal auch in Alltagssituationen in starke Angst gerät und schreckhaft oder unruhig ist. Auch kommt es vielleicht vor, dass er Sie oder andere sehr stark beschützt und behütet, Sie häufig anruft oder Sie auffordert, besonders vorsichtig zu sein, wenn Sie das Haus verlassen. Das kann auch für Sie belastend oder angstauslösend sein. Wenn Ihr Angehöriger sich ängstlich fühlt, können Sie ihm helfen, indem Sie ihn behutsam daran erinnern, dass das Trauma vorbei ist und er jetzt in Sicherheit ist.

Umgang mit Schlafstörungen

Schlafprobleme, wie z.B. Einschlafschwierigkeiten, nächtliches Erwachen oder Alpträume, treten sehr häufig nach traumatischen Erlebnissen auf. Falls Sie das Schlafzimmer mit Ihrem Angehörigen teilen, kann das dazu führen, dass es auch Ihren Schlaf beeinträchtigt. Es ist wichtig, auf sich selbst zu achten und sicherzustellen, soweit wie möglich Erholung zu bekommen. Eventuell kann es also helfen, vorübergehend woanders zu schlafen. Sie können

Ihrem Angehörigen helfen, indem Sie denselben Schlafrhythmus beibehalten, den Sie vor dem Erlebnis hatten, d.h. beispielsweise zu einer normalen Zeit ins Bett gehen. Wenn Ihr Angehöriger nachts mit Angst aufwacht, können Sie helfen, indem Sie ihm versichern, dass er in Sicherheit ist.

Umgang mit Ärger und Distanziertheit

Ärger ist eine häufige Reaktion auf traumatische Erlebnisse, und es ist normal, sich ärgerlich zu fühlen, wenn jemand oder etwas einem Schaden zugefügt hat. Es kann sein, dass Sie feststellen, dass Ihr Angehöriger häufiger als früher ärgerlich ist und auch auf Sie oft gereizt reagiert. Im Rahmen einer Therapie werden die Gedanken und Gefühle, die mit diesem Ärger verbunden sind, besprochen, und dies führt in der Regel zu einer Verbesserung. In der Zwischenzeit kann es Ihnen vielleicht helfen, sich bewusst zu machen, dass sich der Ärger in der Regel nicht wirklich gegen Sie richtet.

Andere Betroffene fühlen sich von anderen Menschen wie abgeschnitten und erleben kaum noch positive Gefühle. Auch dies ist normal und sehr verständlich, wenn man ständig von Angst und Furcht überflutet wird. Es kann ebenfalls sein, dass Betroffene denken, dass sie die Liebe und Unterstützung ihrer Angehörigen nicht mehr verdienen. Es kann dann so scheinen, als würden Sie Ihrem Angehörigen nichts mehr bedeuten oder als wolle er nicht mehr mit Ihnen reden. Auch diese Veränderungen können für Sie sehr verwirrend, verärgernd oder belastend sein. Dabei hilft es Ihnen vielleicht, sich bewusst zu machen, dass Sie Ihrem Angehörigen immer noch sehr viel bedeuten, er in diesem Moment lediglich Schwierigkeiten damit hat, Nähe und positive Gefühle zu erleben. Sie können ihm helfen, indem Sie ihm versichern, dass Sie für ihn da sind und dass er Ihnen immer noch viel bedeutet.

Umgang mit Traurigkeit und Interesseverlust

Auch Traurigkeit ist eine häufige Folge traumatischer Erlebnisse. Es ist normal und verständlich, dass wir uns traurig fühlen, wenn wir etwas verlieren; und viele Betroffene haben das Gefühl, ihre Hoffnungen auf die Zukunft oder sogar die Person, die sie einmal waren, verloren zu haben. Es kann sein, dass

Ihr Angehöriger häufig weint oder sogar davon spricht, sich selbst zu verletzen oder sterben zu wollen. Auch kann es vorkommen, dass er sich stark zurückzieht, kein Interesse mehr an Aktivitäten oder anderen Menschen hat. Das kann sehr beängstigend und belastend für Sie sein. Wenn Ihr Angehöriger beginnt, im Laufe der Therapie das Trauma zu verarbeiten, wird sich auch seine Stimmung verbessern. Sie können ihm dabei helfen, indem Sie ihn liebevoll darin ermutigen, aktiv zu sein und Schritt für Schritt wieder Dinge zu tun, die er früher genossen oder für die er sich interessiert hat.

Umgang mit Alkohol und Drogengebrauch

Nach traumatischen Erlebnissen gebrauchen einige Betroffene verstärkt Alkohol oder Drogen, um mit Ihren Reaktionen auf das Trauma (z. B. Angst oder Schlaflosigkeit) umgehen zu können oder Erinnerungen daran zu betäuben. Dies ist nicht hilfreich, um die aufgetretenen Probleme zu lösen, und kann Beziehungen, das Familienleben, die Arbeit oder die Finanzen stark beeinträchtigen. Falls dies für Ihren Angehörigen zutrifft, wird er während der Therapie lernen müssen, den Konsum einzuschränken. Das kann schwierig sein. Sie können dabei helfen, indem Sie ihn loben, wenn er damit erfolgreich ist. Es kann auch hilfreich sein, ihn dadurch zu ermutigen, dass Sie selbst keinen Alkohol trinken.

5 Abschluss

In diesem Ratgeber wurde beschrieben, welche seelischen Folgen nach traumatischen Erlebnissen auftreten können und wie die Posttraumatische Belastungsstörung definiert ist. Wir haben erklärt, wie diese Störung entsteht und warum sie bei einigen Betroffenen nicht von alleine wieder weggeht. Zentrale Merkmale der psychotherapeutischen Behandlung wurden beschrieben. Hierbei wurde die Kognitive Verhaltenstherapie genauer dargestellt, die nach dem Stand der Forschung die besten Heilungschancen verspricht.

Traumatische Erlebnisse treffen viele Menschen irgendwann einmal und können das Leben gründlich erschüttern und zu belastenden Problemen im Befinden führen. Daher ist es wichtig, sich deutlich zu machen, dass sie eine sehr normale und verständliche Reaktion auf ein extremes Erlebnis sind. Glücklicherweise erholen sich viele Menschen nach einem Trauma auch ganz ohne Hilfe von außen. Wenn jedoch die Symptome einer Posttraumatischen Belastungsstörung länger anhalten, dann ist eine psychotherapeutische Behandlung häufig sehr hilfreich.

Wir hoffen, Ihnen mit diesem Ratgeber geholfen zu haben, Ihre eigene Reaktion auf das Trauma oder die eines Angehörigen besser zu verstehen und einen Eindruck von den Behandlungsmöglichkeiten für die Probleme, die nach einem Trauma auftreten können, zu bekommen.

Anhang

Zitierte Literatur

Ben Ezra, M. (2002). Trauma 4,000 years ago? *American Journal of Psychiatry, 159,* 1437.

Reemtsma, J. P. (1998). *Im Keller*. Reinbek: rororo.

WHO. (1991). *ICD-10 Classification of Mental and Behavioural Disorders*. Genf: World Health Organization.

Behandlungsleitlinien zur Posttraumatischen Belastungsstörung

- Arbeitsgemeinschaft der wissenschaftlichen medizinischen Fachgesellschaften (Deutschland): http://www.awmf.org/leitlinien/detail/ll/051-010.html
- Australian Centre for Posttraumatic Mental Health (Australien): http://phoenixaustralia.org/resources/ptsd-guidelines
- National Collaborating Centre of Mental Health (Großbritannien): http://www.nice.org.uk/CG26

Empfehlenswerte Bücher zur Posttraumatischen Belastungsstörung

Boos, A. (2007). *Traumatische Ereignisse bewältigen. Hilfen für Verhaltenstherapeuten und ihre Patienten*. Göttingen: Hogrefe.

Herbert, C. & Wetmore, A. (2005). *Wenn Albträume wahr werden. Traumatische Ereignisse verarbeiten und überwinden*. Bern: Huber.

Patientenratgeber zu anderen Störungsbildern, die häufig nach traumatischen Erlebnissen auftreten

Bohus, M. & Reicherzer, M. (2012). *Ratgeber Borderline-Störung*. Göttingen: Hogrefe.

Elsesser, K. & Sartory, G. (2005). *Ratgeber Medikamentenabhängigkeit*. Göttingen: Hogrefe.

Hautzinger, M. (2017). *Ratgeber Depression*. Göttingen: Hogrefe.
Heinrichs, N. (2007). *Ratgeber Panikstörung und Agoraphobie*. Göttingen: Hogrefe.
Lindenmeyer, J. (2004). *Ratgeber Alkoholabhängigkeit*. Göttingen: Hogrefe.
Riemann, D. (2016). *Ratgeber Schlafstörungen*. Göttingen: Hogrefe.
Znoj, H. (2005). *Ratgeber Trauer*. Göttingen: Hogrefe.

Hilfreiche Adressen, Hilfen im Internet und Selbsthilfegruppen

Weitere Informationen zur Posttraumatischen Belastungsstörung und ihrer Behandlung erhalten Sie auf der Internetseite der Deutschsprachigen Gesellschaft für Psychotraumatologie (DeGPT). Auf dieser Internetseite finden Sie auch die Möglichkeit, nach Therapeutinnen und Therapeuten in Ihrer Nähe zu suchen, die sich auf die Behandlung Posttraumatischer Belastungsstörungen spezialisiert haben.

DeGPT-Geschäftsstelle

Sabine Schröder und Susanne Janusch
Am Born 19
22765 Hamburg
Tel.: 040/33310119
Fax: 040/69669938
E-Mail: info@degpt.de
Internet: www.degpt.de

Informationen und Hilfe für Kriminalitätsopfer bietet der Weisse Ring e.V.

Weisser Ring e. V.

Bundesgeschäftsstelle
Weberstraße 16
55130 Mainz
Tel.: 06131/8303-0
Fax: 06131/8303-45
E-Mail: info@weisser-ring.de
Internet: www.weisser-ring.de

Internetseiten mit hilfreichen Informationen zu psychischen Traumafolgen:

- Deutschsprachige Gesellschaft für Psychotraumatologie: www.depgt.de
- National Center for PTSD: www.ptsd.va.gov (auf Englisch)
- PTSD Alliance: www.ptsdalliance.org (auf Englisch)

Auf der Suche nach einer **Selbsthilfegruppe** können die folgenden Ansprechpartner für Sie hilfreich sein:

NAKOS – Nationale Kontakt- und Informationsstelle zur Anregung und Unterstützung von Selbsthilfegruppen

Otto-Suhr-Allee 115
10585 Berlin
Tel.: 030/31018980
Fax: 030/31018970
E-Mail: selbsthilfe@nakos.de
Internet: www.nakos.de/site/adressen

Deutscher Paritätischer Wohlfahrtsverband Landesverband Nordrhein-Westfalen e.V.

Loher Straße 7
42283 Wuppertal
Katharina Benner
Tel.: 0202/2822-430
Fax: 0202/2822-490
E-Mail: benner@paritaet-nrw.org
Internet: www.selbsthilfenetz.de

Buchtipps

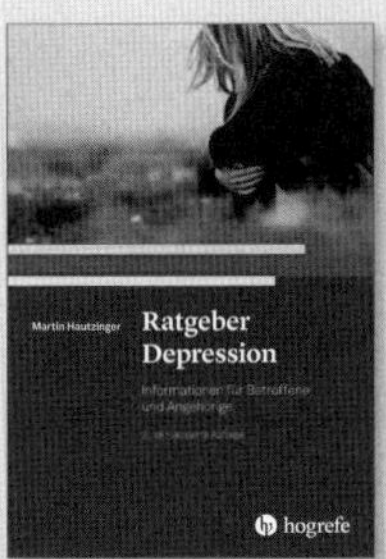

Martin Hautzinger
Ratgeber Depression
Informationen für Betroffene und Angehörige

(Reihe: „Ratgeber zur Reihe Fortschritte der Psychotherapie“, Band 13). 2., aktualisierte Auflage 2018, 76 Seiten, Kleinformat, € 8,95 / CHF 11.90
ISBN 978-3-8017-2860-1
Auch als eBook erhältlich

Der Ratgeber klärt Betroffene und Angehörige über die Symptome, den Verlauf und die Ursachen von Depressionen auf. Er informiert über Behandlungsmöglichkeiten und stellt Selbsthilfemöglichkeiten vor.

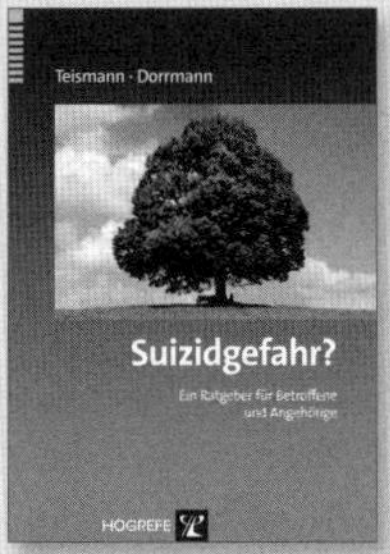

Tobias Teismann / Wolfram Dorrmann
Suizidgefahr?
Ein Ratgeber für Betroffene und Angehörige

(Reihe: „Ratgeber zur Reihe Fortschritte der Psychotherapie“, Band 32). 2015, 125 Seiten, Kleinformat, € 12,95 / CHF 16.90
ISBN 978-3-8017-2595-2
Auch als eBook erhältlich

Der Ratgeber wendet sich an Menschen in einer suizidalen Krise sowie an deren Angehörige und Freunde. Er stellt verschiedene Maßnahmen vor, die helfen können, mit Suizidgedanken umzugehen, um sich selbst zu schützen.

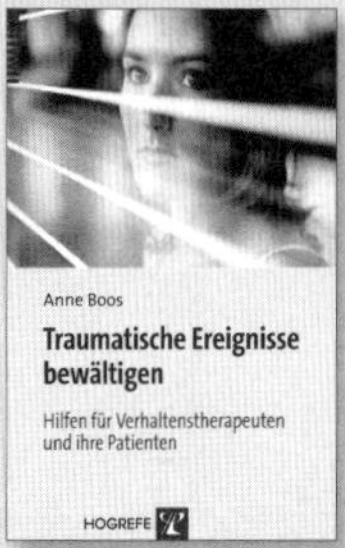

Anne Boos
Traumatische Ereignisse bewältigen
Hilfen für Verhaltenstherapeuten und ihre Patienten

2007, 172 Seiten, Kleinformat, € 16,95 / CHF 24.50
ISBN 978-3-8017-2066-7
Auch als eBook erhältlich

Dieses Buch richtet sich in erster Linie an Opfer von Traumatisierungen. Der Ratgeber bietet ihnen verständliche Informationen zur Posttraumatischen Belastungsstörung und zeigt Wege auf, wie die Folgen eines Traumas im Rahmen einer Verhaltenstherapie bewältigt werden können.

www.hogrefe.com

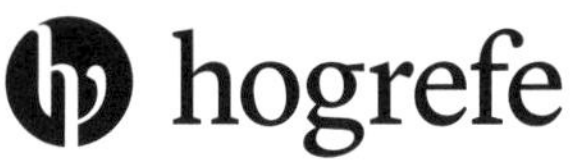

Buchtipps

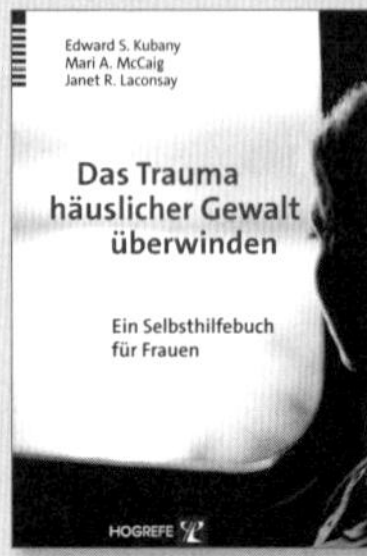

Edward S. Kubany / Marie A. McCaig / Janet R. Laconsay
Das Trauma häuslicher Gewalt überwinden
Ein Selbsthilfebuch für Frauen

2015, 233 Seiten,
€ 24,95 / CHF 35.50
ISBN 978-3-8017-2603-4

Das Buch wendet sich an Frauen, die durch ihren Beziehungspartner misshandelt wurden. Es zeigt auf, wie die Folgen häuslicher Gewalt überwunden werden können und die Gefahr, erneut Opfer zu werden, reduziert werden kann.

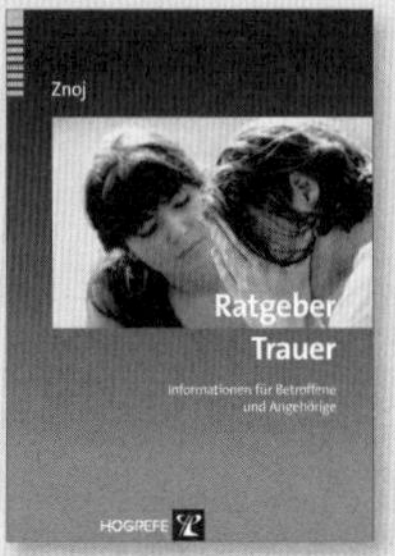

Hansjörg Znoj
Ratgeber Trauer
Informationen für Betroffene und Angehörige

(Reihe: „Ratgeber zur Reihe Fortschritte der Psychotherapie", Band 7).
2005, 62 Seiten,
Kleinformat,
€ 8,95 / CHF 13.50
ISBN 978-3-8017-1780-3
Auch als eBook erhältlich

Der Ratgeber stellt wichtige Informationen über die Reaktionen nach Verlustereignissen verständlich dar. Das Ziel des Ratgebers ist es, Trauernden zu helfen, ihre eigene Trauer zuzulassen und sie zu ermutigen, diese schmerzhafte Erfahrung mit anderen zu teilen.

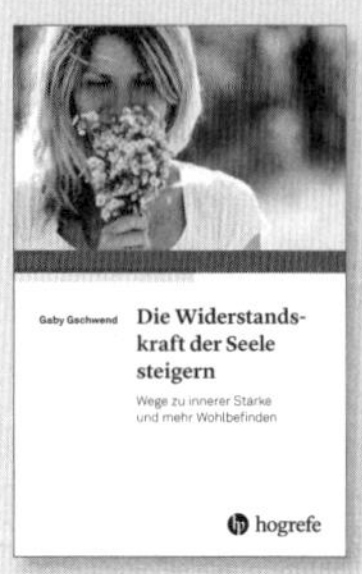

Gaby Gschwend
Die Widerstandskraft der Seele steigern
Wege zu innerer Stärke und mehr Wohlbefinden

2017, 107 Seiten,
Kleinformat,
€ 14,95 / CHF 19.90
ISBN 978-3-8017-2768-2
Auch als eBook erhältlich

Das Buch zeigt anhand zahlreicher Beispiele und Übungen Wege auf, wie die inneren Widerstandskräfte gestärkt werden können, um so die psychischen Gesundheit und das eigene Wohlbefinden zu fördern.

www.hogrefe.com

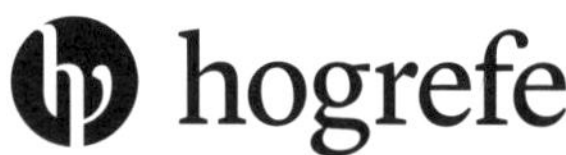